ていると役に立つ
護の禁句・看護の名句

原 澄子 監修
増田 樹郎
星野 政明
川野 雅資 編著

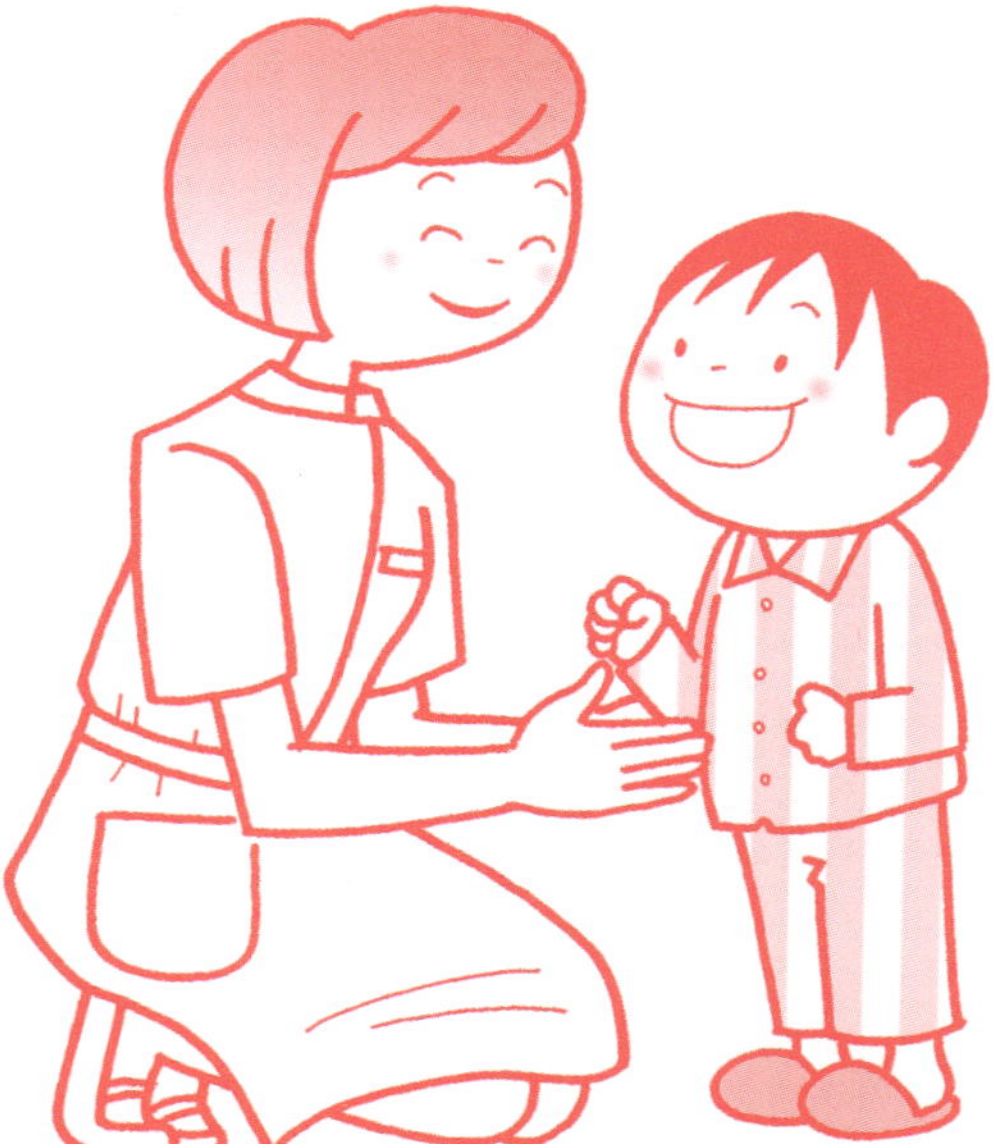

黎明書房

監修のことば

京都橘大学看護学部長　前原澄子

過日出版されて高い評価を受けた『これだけは知っておきたい介護の禁句・介護の名句』に続き、本書『知っているときっと役に立つ看護の禁句・看護の名句』ができあがりました。看護の場面は、さまざまな疾病を持っておられる方、各種の治療を受けている方々を対象に展開されますので、看護提供者と利用者との間のコミュニケーションも、高度な技術が必要になってきます。

適切な看護を提供するためには、利用者の心の中を知ることは重要であります。そして提供者の考え方を的確に伝えることも重要です。そこにコミュニケーション技術の必要性が強調されるのです。

コミュニケーション技術には、言語的と非言語的な方法がありますが、本書においては言語的方法の重要性を説いています。

長い実践経験や教育経験を持つ方々に、経験を通して得た貴重な事例を提供していただき、さらに解説が加えられています。いずれの事例からも学べることは、言語的表現の大切さと、それを支えるのは看護の心であることです。

それぞれの事例から、言ってはいけないこと、どのように表現するかの原則が述べられています。看護の受け手にはいろいろな方がいます。本書に述べられていることを原則として活用され、受け手に応じた表現方法を工夫してください。

要は正確な知識と確かな技術に加えて、人に寄り添う心（感性）が大切なことを学んでいただければ幸甚です。

二〇〇六年七月

まえがき

看護師がケアをするときに、考えることなくただ行動することは、不適切でときに過ちを犯すことになります。指示を単純に遂行するだけの行為は看護のケアではない、ということはたえず強調されてきました。次いで、看護師はただ考えるだけでなく行動に移すことが大切だ、ということも指摘されてきました。すなわち、看護師のケアの根拠となる考えや理論を検討し、患者や家族に提供するケアにおいて、その考えを行動に移すことが大切なのです。これによって理論と実践の両面を深化させることになると言えましょう。

患者や家族への接し方は、原則や理論を実践に活用して初めて意味をなすものです。ケアには直接的ケアと間接的ケアがあります。看護には間接的ケアも多くありますが、看護師は患者や家族に直接的ケアをするヘルスケア提供者の一員と言えるでしょう。その時その場における看護師の行為が、患者と家族にさまざまな印象を与え、健康にも影響を及ぼします。

看護師のケアの質を向上するには、看護師がケアの瞬間を「見つめなおす」ことが鍵になります。「見つめなおす」瞬間の意味を理解することが看護師の実践能力の向上にとって重要な意味をもたらします。看護師が、その瞬間を見つめ、問い、クリティカルに検討することで、見えてくるものがあります。そこには、看護師の感情があり、看護師の考えがあり、看護師の意図があり、そして行為があるはずです。ですから、その一つ一つを見つめることで、自分のケアの構造に気づいていくことができます。ジーン・ワトソンは、「たった一つのケアリングの瞬間の中に、全体的なケアリング・ヒーリングの意識が含まれている」と述べています。一つの瞬間といえども、そこには看護師の全体性が表出しているのです。さらに、その瞬間に現れている患者や家族の言動には、患者や家族の感情があり、医療・看護への期待があり、健康増進への希望があり、そうせざるを得ない事情があることが描かれています。見つめなおす瞬間に初めて、患者や家族の言動の意味がありありとわかることがあります。その瞬間の看護師と、患者や家族とのズレが明らかになってくると、そのズレを埋め合わせる手立てが明確になってきます。

このようにして、看護師は自分が提供したケアを修正する理論と実践が深化していくのです。この見つめなおす瞬間は、開放された時間と空間になり、看護師はもう一度その瞬間に身を置くことによって実践の基盤が作られるのです。その瞬間は、反省的で自責的なこともあるでしょうし、可能性が見えることもあるでしょう。実践の変化が身にしみ込んでくる契機にもなってくるのです。看護師のケアの理論と実践が結びつくことで、患者と家族への具体的なケアの方法が明らかになってきます。

患者と家族にケアをするということは、患者と家族に関心を寄せることです。患者と家族の希望は何だろう、このような反応はどういう思いがあってのことだろう、言葉と行動が一致していないのにはわけがあるに違いない、などというように関心を寄せることからケアの瞬間が生まれてくるのです。再び、ジーン・ワトソンは、ケアリング・ヒーリング・モデルの一つの要素として、「命を愛し、人間を愛し、自然を愛し、生きとし生けるものすべてを愛するという愛情で動機づけられた使命を基にして、生活し、研究し、実践する」ことを指摘しています。患者と家族への関心は、愛情を基盤とする必要があるのでしょう。

ケアの瞬間を見つめなおす意味について述べてきました。一方では、ケアのどこを見つめていいのかわからないこともあるでしょう。ケアの瞬間を見つめる時間がないということもあるでしょう。見つめ方がわからないこともあるでしょう。そのような疑問や困難に応えるために、本書では、このような見つめなおす瞬間を一〇四の場面で取り上げました。そして、そこで生じている看護師の感情、思考、言動を再考しました。そして、看護師が取りうる言動を「このように言ってみてはどうでしょう」として、表現してみました。これをもとに患者と家族の反応の意味をクリティカルに検討して、その提案の根拠・手法・理論について解説を加えました。ぜひ読者諸氏に参考にしていただき、ご叱正をいただけることを編者一同切望しています。

本書を構成するに際して、「見つめる瞬間」（事例）を提示していただいた協力者には巻末にお名前と所属一覧を掲載し、感謝の意を表しました。ほんとうにありがとうございました。そして、末筆になりましたが、編者の怠慢を責めず辛抱強く支え励ましてくださった黎明書房社長の武馬久仁裕様、多大な労力と適切な編集作業をしていただいた編集部の都築康予様に心よりお礼を申し上げます。

二〇〇六年初夏

川野雅資・編者一同

もくじ

気配りとしてのケア

共感としてのケア

信頼としてのケア

自立を促すケア

励ましとしてのケア

理解としてのケア

交流としてのケア

ニーズに即応したケア

心情に寄りそうケア

家族を支えるケア

知っているときっと役に立つ

看護の禁句・看護の名句

1　このあたりでお話を止めましょう

準夜帯に躁鬱《そううつ》病のAさんが、体調不良や他患者への苦情について何度か話に来ました。穏やかにていねいな対応をしても、納得のいかないような表情で話題も次々に変えて、時間も二〇分を超えました。どの話題においても看護師の考えを細かに尋ねてくるので、返答に困ってしまいました。看護師は消灯時間が過ぎたことを理由に話を止めて臥床を促そうと考えました。

「消灯時間も過ぎました。夜、眠れなくなると困るので、これ以上長い話は止めましょう」。そう言うと、「逃げるのですか」と聞き返してきました。「逃げるのではありません。夜、いろいろ考えすぎて眠れなくなるのは、Aさんにとってよくないと思います。だから今夜は、このあたりでお話は止めましょう」。

Aさんは不満そうな顔をして下を向いてしまいました。

このように言ってみてはどうでしょう

いろいろとお話をうかがう時間をゆっくり持ちたいのですが、今夜はもう時間が遅くなりました。Aさんの体調も気になりますので、この続きは明日にしませんか。

看護の場面では、患者とのコミュニケーションのために、改まって場所や機会を設定することは多くありません。日常の折々のふれあいにおいて、たえず語りかけ、確かに応答することを心がけているものです。傾聴とは、自己を殺して他者の言葉や感情に対面することではなく、むしろ対話する私（看護師）の言葉や態度をとおして、患者の心情を明確にしていくという点に意味があります。患者はいつでも安定しているわけでなく、むしろたえず実存的な不安に揺れて、ときに死の影に怯えていることもあります。それゆえに聴くことは大きなエネルギーを要することになります。その場合のもっとも大切なポイントは、「感情の取り扱い」です。

感情を表現するのは、言うまでもなく患者であり、看護師であるわけですが、怒りや苛立ち、哀しみや辛さを看護師にぶつけるとき、それはマイナス（陰性）の感情転移となっていきます。激しい患者の感情に惑わされて、看護師もまた逆転移を起こすこともあるのです。他方、看護師への好意や親しさというプラス（陽性）の感情転移が引き起こされることもあります。もし看護師が他律的・支配的な傾向にあるならば、患者はますます依存的になっていくことでしょう。対話の内容に関心があるのではなく、対人的接触が目的である場合も少なくありません。

いずれの転移においても、感情の取り扱いはとても難しいものです。なぜならば、患者との適切な距離を一気に飛び越えていく可能性があるからです。それでも、そうした感情は曖昧だけれども看護師に対する期待や要求を表していると、冷静さをもって考えることができるならば、患者を肯定的に受容していく契機となっていきます。

2　受付で聞いてもらえませんか

ここはベッド数七〇〇を数える大きな総合病院です。六階の外科病棟に、見舞いに訪れた初老の女性がやってきました。

広いフロア中を探し回ってみましたが、見舞いの相手の病室を見つけることはできなかったようです。しばらく廊下を行ったり来たりした最後にナースステーションに立ち寄りました。

「あのう、すいません。Bさんという方がこちらに入院されていませんか」「その方は外科に入院なさっている患者さんですか」「何科かは聞いてきませんでした」「Bさんという方はこの科には入院されてはいませんよ。受付のほうで聞いてみてもらえませんか」「そうですか、すみませんでした」。

女性はトボトボと階段を下りていきました。

このように言ってみてはどうでしょう

お見舞いに来られたのですね。Bさんはこの病棟には入院していらっしゃらないようです。こちらで受付に確認してみますので、しばらくお待ちいただけますか。

病院＝ホスピタル（Hospital）であるからには、そこに働く人たちにはホスピタリティ

(Hospitality：思いやる心、もてなしの心）が不可欠です。その精神を自分がかかわる患者だけでなく、病院を訪れるすべての人々にも示してほしいのです。大病院で働く看護師は多忙な日々に追われて余裕を失い、自分の看護業務以外のことには無関心あるいは冷淡にさえなりがちです。

病院の大きな建物は、とくに初めて訪れる人にはたいへん勝手がわかりにくいものです。そのうえに訪れる人にある種独特の緊張感を与える場所でもあり、そこで迷ってしまうととても心細いものです。

そういう人に出会ったときには、ぜひともホスピタリティをもって接してあげたいところです。ちなみにホスピタリティには、「未知の人に愛想のよいこと」というもう一つの意味もあります。

尋ねられた患者が自分の病棟に入院しているときでも単に、「○○さんなら六一六号室です」と答えるよりは、「○○さんでしたらこの廊下を突き当たって右奥の六一六号室にいらっしゃいます」と相手が広いフロアで無駄に迷うことがないように答えてあげるほうがより親切だと言えるでしょう。用件の範囲内でしか応答しないのは、病者に対する者としての看護師の役割からすれば大きくずれてしまっていると言えます。

困っている人に対して、自分が何とかしてあげたいと思う気持ちは、看護に携わる者の基本姿勢として常に持ち続けていたいものです。

3　そんなことはありません

Cさん（六五歳、男性）は、三週間前に膀胱腫瘍のため、膀胱全摘術を受け腹部の右側にウロストミー（人工膀胱）がつくられました。膀胱がなくなってしまったため、腹部に尿をためる袋（パウチ）を貼っています。手術後の経過は順調ですが、Cさんは、なかなかストーマケア（ストーマとは人工的に造った尿路の排泄口。パウチ類を数日に一回取り替えたりするケア）を自分で行おうとはしません。手先も器用ですが、半分くらいは看護師が手伝っています。

Cさんは、三年前に妻を亡くし、一人暮らしです。退院後もストーマケアは、一人でできる必要があります。看護師は「退院も近づいてきたので、なるべく一人でパウチ交換をして、少しだけ私たちが手伝うようにしていきませんか」と言いました。

すると、Cさんは、「これは、あんたたちの仕事だろ。退院したら、外来に通って換えてもらうからいいんだよ」と苛立っています。これに対して、看護師は「そんなことはありません。ストーマはCさんの身体の一部なのですから。自分できちんとケアできる必要があります」と言いました。Cさんは、「出ていってくれ」と怒ってしまいました。

このように言ってみてはどうでしょう

そうですね、外来に通っていただくのも一つの方法ですね。もう一つは、必要だと思ったときにご自分で処置するという方法がありますね。今後、ずっと続くことですから、ご自宅で安心して暮らすにはどうされるのがいいでしょうか。

近年、高齢化が進むとともに一人暮らしの高齢者も増加しています。Cさんのように、ストーマケアを自分で行いながら生活する人も少なくありません。

Cさんは、まだ六五歳と若く、手先も器用ですので、十分にストーマケアを自分でできる能力があります。診断から手術そして退院へと、危機を乗り越えてきたのです。一見すると、何もかも順調に回復しているように見えるのですが、まだ、ストーマを自分の体の一部としては受け入れられていないのかもしれません。

退院後どのような生活に戻っていくのか、ストーマケアがどのような課題になるのか、Cさんが自分で対処していくことが大切になります。入院までとは異なる生活が始まるのですから、その変化を受け入れる気持ちを醸成することもポイントです。

さらに、トラブルがあった際に対処できるようにサポートしていくことも一つの方法です。そうすれば、時の流れとともに変化していくかもしれません。

看護師は、その人の気持ちを確認しながら、その人に合った看護を提供していくことが必要です。病む心とは、多様にして大きく揺れる表情をもっているのです。

4　休みだったものですから

ある看護師の担当する病棟に以前受け持ち患者だったDさんが転床されてきました。今回の治療は副腎皮質ステロイド療法の薬理療法が目的でした。「Dさん、今回も私が担当させていただきます。よろしくお願いいたします」と看護師は挨拶して、その日の勤務を終えました。

二日の休暇後、深夜勤務で看護師が勤務につきました。前日よりすでに治療が開始されていました。申し送りが終わり病室を廻っていると、Dさんが目を開けてにらんでいるのに気づきました。「眠れないのですか」と声をかけたところ、「あんた、まぶしいじゃないか。どういうつもりなんだ」。びっくりした看護師は「すみませんでした。懐中電灯がまぶしかったのですね」と言いましたが、「しかも、あんたは私の担当ではないですか。一言も言わず休みをとって、今ごろのこのこやってきて」と、荒々しい声で言い返されました。

看護師はびっくりして、「すみません。休みだったものですから」と言って、その場に立ちすくんでしまいました。

このように言ってみてはどうでしょう

Dさんの担当として、治療に入る前に、Dさんの不安なお気持ちに十分配慮することができなくてほんとうに申し訳ありません。

怒りとは、フラストレーション、拒絶、恐怖などを感じる状況に対する正常な反応であると言われます。その時々の生理・心理・社会的側面が互いに影響しているので、怒りを表出している患者をさまざまな側面から理解しようとすることは大切なことです。

このケースのように、怒りが自分に向けられているとき、言い訳をして自分の立場を守ろうとしたり、患者を意識的に避けたりすることは、逆に患者の感情を逆撫でしかねません。怒りの感情を受け入れることは難しいことですが、患者の怒りの内容を専門職として冷静に聞くことができれば、患者が何を感じ求めているのか理解し、受け入れることができます。

患者の怒りは、病気や治療への不安が根底にあり、そのときに信頼していた担当看護師がいなかったことで、不安や孤独感がいっそう助長され、治療のための薬物の影響もあって、怒りとして表出されたのでしょう。

担当看護師としてDさんの信頼があったことをうれしく思い、率直に非を認める言葉がかけられれば、Dさんは自分の気持ちが受け入れられたと感じることができるでしょう。

＊看護上の留意点

副腎皮質ステロイド療法の薬理療法では、生理的血中濃度の千倍以上の量が投与されるので、さまざまな副作用の出現に注意が必要です。精神変調として副腎皮質ホルモンの中枢神経作用によって、不眠、興奮などを生じることがあります。

5　私がイヤなら変更してください

五八歳のEさんは、四年前に脳梗塞を発症しました。年齢が若かったから本人も妻もリハビリテーションに大きな期待をしました。しかし、左片麻痺が強くリハビリの痛みにも耐えかねて家の中で数年閉じこもっていました。

そんなとき、明るく元気な看護師（ケアマネジャー）と出会い、デイケアを利用することになりました。ところが、「えらいデカイケツだなあ」「ホックがはずれそうだなあ」等、ジョークとはわかっていながら、心ない言葉を看護師に投げかけるようになってきました。スタッフに相談すると「気にしすぎじゃない？」「聞き流せばいいよ」と言われるだけでした。

ある日、とうとうEさんに直接伝えました。「もう私はEさんの言葉に耐えられません。そんなに私がイヤならどうぞ看護師を変更してください」。どなりそうな声をおさえてそれだけ言いました。

このように言ってみてはどうでしょう

私はEさんのお力になれるように最善を尽くしています。でも、Eさんの心ない言葉で私は傷ついています。よい関係をつくるために、Eさんの言葉づかいを変えてくださいませんか。

看護師が気安く声をかけてきてくれたことが、落ち込んでいたEさんにはとても嬉しかったのでしょう。しかし、良い人間関係というのは、言いたい放題がまかり通り、他方が我慢する関係ということではありません。まして、他者が気にしている身体的な特徴などを揶揄《やゆ》することは、人格をも傷つけることになります。

「私は専門職なのだから我慢する」という捉え方もあるかもしれません。しかし、対等の関係を望むならばEさんに自分の気持ちを正直に伝えることが大切です。このままの状態が続けば、Eさんの感情転移は歪んだままで伝わり、他方、看護師は良い関わりをもつ自信がなくなるでしょう。

看護師が率直に気持ちを伝え、Eさんもまたそれをしっかり受け止めることができるならば、結果的にはより良い人間関係に発展し、お互いの信頼を深めることができるでしょう。

＊看護上の留意点

「利用者本位」とは、すべてが対象者優位という意味ではありません。お互いの人間関係は対等であるというベースがあってこそ、「利用者本位」が活かされるのです。一人ひとりの相手と真剣に向かい合う姿勢こそプロの資質と言えるのでしょう。たとえば感情転移はいつでも陽性（好意）とは限らず、陰性（悪意）として表現されることもあるのです。転移に対して理解的態度で率直に向かい合うことも不可欠なのです。

6 お家の方にお渡ししています

介護老人保健施設に入所している認知症のFさんは、週二回の入浴後、「私の先ほど着ていた服はどこですか」とよく尋ねてきます。そのたびに「お風呂で脱いだ衣服は、洗濯物としてお預かりしています」と説明しています。しかし、Fさんは「どうして勝手に洗濯に出すの。まだきれいなのに」と不満な様子で問い詰めてきます。

あるときは、「私の服を返してください」と強い口調で訴えられるので、「お家の方にお渡ししていますので、安心してください」と答えましたが、家族が衣類を直接管理することにいささか納得がいかないこともあるらしく、対応に困ることがしばしばです。

Fさんは、洗濯は頻繁にしなくてもよいと考えているようです。リハビリ時の活動にふさわしくないワンピースやスカートの服装も多く、何かとトラブルの原因となっています。

このように言ってみてはどうでしょう

ご自分で整理をされたいのですね。これから洗濯に出すときはFさんに相談しましょうね。ご家族の方々はいつでも清潔な服を着ていただけるようにFさんを気遣っているのですよ。

要介護状態になればこそ自分らしい暮らし方を続けたいと願う高齢者の心情を理解することは難しいことではありません。次第に弱っていく自己の心身を見つめながら、不自由ななかにも「生活の継続性」「自己決定性」を持ち続けることが生きている証でもあるからです。でも、こうした高齢者の心情に添いながらケアすることは容易ではありません。

施設や病院は、長く集団生活を軸にして一律の均質的なケアを提供することに馴れてきたからです。通常Fさんのケースでは「わがまま」とか「適応性がない」とか、いろいろな理由を付けて主張が押さえられてしまいます。

洗濯や掃除などのＩＡＤＬ（手段的日常生活動作能力）は、高次の活動能力を意味するだけではなく、個々人の生活スタイルやリズムに直結しています。日々の服装もまた本人らしさを保つ大事な条件です。ユニフォームを廃して、朝夕に日常着と寝間着を替えることは、次第に多くの施設や病院でも実施され始めています。その意義は、生活のメリハリをつけることだけではなく、自己選択力を維持し、養うことにあります。それだけに、自分の洗濯物を覚えている力を的確に捉えて、これを支えていくことがケアのポイントです。認知症特有のこだわりや不安感があるかもしれませんので、その思いを傾聴し、選択や決定を勇気づけていくことが大切なのです。

＊看護上の留意点

認知症の高齢者の場合、言葉や身体的なスキンシップをとおして、利用者と一緒に目標をもちながら、その人らしい生活リズムをつくっていく看護が大切となります。

7　いいかげんにしてください

Gさんは、度重なる検査と食道静脈瘤の硬化療法により、絶食を繰り返していました。治療が困難であることも伝えられており、入院期間も長期にわたっていました。

何度目かの硬化療法の最中、食道からの大量の出血がおきました。Gさんは内視鏡カメラの画面に噴出している自分の出血を見ていました。それ以後、絶食への辛さ、帰りたいという思いを、言葉に出すようになりました。

流動食が開始になった数週間後、再検査が行われることになりました。それを知ったGさんは、泣きながら、「帰りたい、家で死にたい」と言いました。また看護師への攻撃的な言葉が多くなり、看護師が空になっている食器を見て、「終わりましたか。食器を下げさせていただきますね」と言うと、「いちいち聞くな。勝手に持って行け」と怒鳴りました。また食事中、点滴の状況を確認に訪室すると、「食べているときに入ってくるな」と、看護師に一つひとつ反論を言うようになりました。

看護師は、辛い気持ちもわかりながら、何をしても怒るGさんに「いいかげんにしてください。文句ばかり言われると私たちも不愉快です」と言い返しました。以来、不快と戸惑いをGさんに対して抱くようになりました。

このように言ってみてはどうでしょう

お食事のことだけでなく、今まで我慢されることや心配に思うことが多くて、ストレスが重なりますね。Gさんが苛立ちを私たちにぶつけるたびに、ますますGさん自身が傷ついているのではないかと心配しています。

Gさんは生命の危険を、あらゆる場面や体験から自己認知しつつ、いま混乱の極みにあります。自分ではどうしようもない病気と直面して、恐怖と危機感を感じているのです。Gさんは自分が感情的になっていることをわかっていますが、セルフコントロールが弱っています。何とかしてほしいと思いつつ、その苛立ちを理解してほしいと思っているのです。

このようなときに、看護師の感情をぶつけたり、患者の言動を正すという行為は、かえって患者の不安を強め、疎外感を生み出します。患者が病（苦痛）の体験と真に向かい合うことを困難にしてしまうかもしれません。ネガティブな患者の反応（陰性転移）は、応答関係の契機でもあるのです。食事がコミュニケーションの機会になっているのであれば、その機会にこそ患者の辛さに応える応答が不可欠です。

患者の真意を理解し、疾患を理解し、医師との調整をとり、患者の可能性を導き出すのは、もっとも身近にいることのできる看護師にしかできないことです。患者の一言動・一場面で現象を捉えるのではなく、あらゆる状況においてその意味するところを捉えなければなりません。

8　便やガスの捨て方はお話ししましたよね

Hさんは人工肛門を造設後、一週間ほど過ぎました。経過は順調で、パウチの便やガスを自分で捨てる指導を始めたところです。

ある日「もういいよ」と、Hさんの大きな声が聞こえました。急いで行ってみると、夜勤の後輩看護師が困った顔をしています。見ると服が便で少し汚れています。「どうしたのですか」と尋ねると、「この看護師さんがすぐに来てくれないものだから、パウチがガスで一杯になってこの有様だ」とかなり怒っています。「すみませんでした。でも便やガスの捨て方はお話ししましたよね」と言うと、Hさんに「傷もまだ痛いのに、できるわけないじゃないか」と怒鳴られてしまいました。

このように言ってみてはどうでしょう

申し訳ありませんでした。すぐに対応しなかったので、パウチが漏れてしまったんですね。嫌な思いをさせてしまいました。すぐに体を拭いて着替えましょうね。

たとえストーマ管理の指導後であっても、対応が遅れ患者に不快な思いをさせたとしたら、それは看護師の落ち度です。きちんと謝るのがまず基本です。

この場面では、患者の怒りに看護師が反応してしまい、防衛機制が働いて、逆に患者の失敗を責めています。Hさんの怒りは、必ずしもパウチが漏れたことだけではないかもしれません。人工肛門の造設後は、ボディ・イメージが混乱し、否定的な感情、怒り、うつ状態などが起こりやすくなっています。便で汚染されたことで、みじめな気持ちが助長された可能性があります。パウチの管理ができないのも、「人工肛門を見たくない」という気持ちの現れかもしれません。

看護師はまずは相手の感情に巻き込まれてしまわないよう、自分を統御することが大切です。そして時間をかけて、哀しみや辛さを表出できるよう援助しましょう。馴れることで解決することもありますが、その奥底では馴れることのできない感情が流れていることもあるのです。慢性的な病であればなおさらに、状態像の悪化や能力の低下が引き起こす意気阻喪《そそう》（抑うつ）は、症状を悪化させたり、生活を混乱させることにもなります。それだけに患者が自己有用感や生活願望を持ち得るように心理的・精神的な援助が不可欠となります。

＊看護上の留意点

ボディ・イメージの混乱は、身体の一部の喪失や損傷によって、あるいは妊娠、虐待、レイプ等が引き金になることもあります。身体の急変を言葉や動作で否定し、その部分を見ない、触れない、隠すなどの行動をとったり、抑うつ、怒り、哀しみなどの感情で表現されることもあります。患者が自己像を修正し、これを徐々に受容できるように援助する必要があります。

9　私もこんなことするのは嫌なんですが

会社員のIさん（四〇歳）は、初めての入院で環境が変わったためか四日前より排便がなく、お腹が張って食欲もなくなってしまいました。看護師は、グリセリン浣腸をしましたが、便が肛門付近で固まってしまっていて、グリセリンの液だけが出てしまいます。

排便が十分得られなかったので、看護師は摘便をするためIさんのところへ行き、その旨を話しました。Iさんはこれまでしたことがなかったので、気がすすまない様子で「もう一回浣腸したら出るんじゃないでしょうか」と言いました。看護師は、「わたしもこんなことするのは嫌なんですが」と言いながら、Iさんの話を聞くでもなく「これ以上出ないとたいへんなことになりますよ。はい、早く横になってください」と、促すばかりであった。

Iさんは仕方ない様子でベッドに横になりました。

このように言ってみてはどうでしょう

恥ずかしいかもしれませんがすぐに済みますからね。ちょっとだけ我慢してもらえますか。出してしまうとすっきりして楽になりますよ。

排泄については、一般的な社会生活でも言葉に出したりすることはあまりありませんし、これを話題にするには大きな羞恥心が伴います。

周知のように、排泄のコントロールは日常的に行われる治療の一環ですから、看護師からすれば摘便は「処置」の一つでもあるわけです。ただ、看護師と患者との間には、これらの処置において、恥ずかしさを感じる度合いには大きなギャップがあります。さらに、摘便などの排泄の援助が必要になっている状況についても、認識の違いが大きくあります。

一方で、看護師自身も排泄等の援助について、不潔感や嫌悪感などを無自覚的に抱いていることも少なくありません。看護師の態度からそれが感じられるとすれば、患者は身を縮めて対応するほかありません。

看護師は日常業務に追われると、患者を治療の対象としてのみ理解しがちです。たとえば、日頃の職場の不満や不平なども、不用意に患者さんに当てつけるように表現したりするようなこともあるでしょう。そうした折に、患者の思いを洞察する余裕を失い、ついつい刺々しい言葉や粗略な対応をしてしまいます。

＊看護上の留意点

看護師の業務は、緊張続きで疲れが溜まりやすいことも多く、そのために自らの心身の状態を管理することだけではなく、自らの看護観や日頃の感情や考え方などを「自己覚知」することが求められています。つまり自分を見つめること、コントロールすることを専門的センスとして身に付けることが大切です。こうしたセンスが患者本位の看護を実現する契機にもなるのです。

10　手を動かさないでください

Jさんは、「肝臓が弱っているみたいなのでよく調べましょう」と医者に言われ、入院してきました。

今日は検査の準備のため、朝から点滴が始まりました。点滴の針が右肘の中程に入れられ、看護師は、「手を動かさないでくださいね」と言い置いて立ち去りました。

Jさんは、初めての入院で、初めて検査を受けます。点滴をするのも初めての経験です。手を動かしてはいけないと言われたことが気になり、かえって手に力が入ってしまい、肩もこってきた感じです。検査のことも気になり始めて、さらに緊張が高まってきました。看護師が来るまでの間がとても長く感じられました。

このように言ってみてはどうでしょう

点滴はしばらくかかります。少しくらいなら動いても大丈夫ですが、少しでも痛かったりしたら我慢せずに知らせてくださいね。

患者とのコミュニケーション場面では、往々にして指示言語がよく使われます。次々と短時間に的確な処置をこなしていくために、それは簡潔で機能的な言葉なのですが、患者にとっては医療者からの「命令」以外の何ものでもありません。なぜそうするのか、どのようにすればよいのか、どんな結果が得られるのか、処置が続く間、患者はひたすら我慢しつつ反芻《はんすう》していきます。

看護師には馴れた処置でも、患者にとっては初めての場合が少なくありません。紋切り型の指示は、誰にも通用すると受け取られがちですが、実際は患者が看護師（の指示）に合わせていく看護スタイルにほかなりません。一人ひとりの異なった状態像（病状、年齢、性別、治療経過など）を理解し、これに合わせた説明や心配りをしていくことが必要です。

Lさんの事例では、検査の過程がこれから続くわけですから、病状や予後については担当の医師が説明するとしても、看護師が行う検査や処置について、患者はその意義や効果を理解する必要があります。そうすることで患者―看護師の協力関係が可能となるのです。

＊看護上の留意点

本来、看護の言葉は「共感の言語」と言っても過言ではありません。病める他者の心身が目前にあり、この存在が看護師を動かすのです。一緒に協働して病を癒そうとする姿勢がまず求められていきます。患者を外側から観察するのではなく、患者の立場で意識的・能動的にその状況を感受していくことが看護のセンスだとすれば、言葉がけもまた、指示や命令ではなく、理解と共感こそが不可欠なのです。「痛みはありませんか」「辛いときはいつでも声をかけてください」というさり気ない言葉が患者の治そうとする意欲を支えていきます。

11　今日はお孫さんがお見舞いにみえて

五八歳、男性のKさんは脳腫瘍のため放射線治療を受けています。病気のため足取りもおぼつかなくなり、一本杖を使って歩行しています。また放射線治療のためフサフサであった頭髪がすべて抜けてしまいました。そのために年齢よりかなり老けて見られていました。

久しぶりに娘さんが見舞いに来て嬉しそうに談笑しているKさんに、看護師が励ますつもりで「よかったですね。今日はお孫さんがお見舞いにみえていて」と言って立ち去りました。すぐKさんの顔が曇り、妻に「お前は娘に、娘は孫に見られる。お前はいいが、自分はそんなに年寄りに見えるのか」とかなりショックを受けていました。

このように言ってみてはどうでしょう

（家族背景が不明確な場合は、特に詮索しない）Kさんが楽しそうにしているとこちらまで嬉しくなります。とてもいい笑顔をしていらっしゃいますよ。

病気や治療によって、患者は実年齢以上に老けてしまうことがあります。そうでなくとも、最近では高齢者といっても社会的役割も担い、実年齢よりずいぶん気持ちの若い人が多く見受けられます。そういった方々に接するとき、「おじいさん」「おばあさん」という言葉は、使ってはいけない言葉であると以前より言われています。そういう言葉を使わないにしても、家族関係が明確となる言葉は、実年齢以上に見られたときなどに自尊心を傷つけることがあります。

「老けて見える」「いかにも病人に見える」という言葉もまた、患者にとっては気持ちが沈み、闘病意欲の減退になることもあります。俗に病は気からという言葉もありますが、患者は身体的に病むことで精神的に敏感になっていることもあります。病室のベッドの上で、フッと鏡を覗きながらため息をついたり、手で髪をすいたりしている様子は、けっして稀ではありません。

ある女性のがん患者は、毎朝自分の髪を櫛ですきながら、新聞紙に落ちる髪を集めて涙を流していました。病むことで変わりゆく自己像を、自分の中で修正していくことは容易ではありません。患者の自己受容を支える看護がこうした場面でも期待されているのです。

たとえ重篤な病の中にあっても、患者が自己を冷静に見つめ、これを引き受けていくためには、尊敬のまなざしをもって患者の闘病に寄り添う看護師の力添え、つまり他者による受容こそが不可欠なのです。

＊看護上の留意点

些細な言葉が気持ちを傷つけてしまうこともありますので、そのようなことのないように患者の年齢、家族構成、社会背景など普段からさりげなく情報を収集しておくことが大切です。

12　勇気を出して見てみたら

Lさんは六〇歳の男性です。直腸がんと診断され、手術を受けた後、ストーマ（人工肛門）を装着しました。

看護師はLさんのストーマの処置を行っていますが、Lさんは横になったきり、目を開けようとしません。「看護師さんすみませんね。そんなところの世話までしてもらって」と、目を閉じたまま話しました。「Lさんはまだご自分のストーマをご覧になったことはないのですか」「はい、怖くて見ることができないのです。自分でしなくてはいけないとは思うのですが」「これから長い間使っていくものですから、勇気を出して見てみたらどうですか」。

このように言ってみてはどうでしょう

お気持ちはよくわかります。あせらなくてもよいですよ。お手伝いをいたしますから、少しずつ馴染んでいきましょうね。

手術によってボディ・イメージが変更したとき、それを患者自身が受容できるようになるには時間がかかります。たとえば幻影肢という現象は、四肢の一部の切断や麻痺によって起こることですが、それまで日常的に獲得している健康な身体像（習慣的身体）から抜け出せず、病

で変容した自己の身体像（現勢的身体）を受け入れる過程において、あたかも切断した肢体が「ある」かのように、あるいは麻痺した肢体が「ない」かのように錯覚（幻影）する意識を意味しています。新たにボディ・イメージ（現勢的身体像）を形成するために、ストーマを直視できることは大きな一歩であるとも言えるでしょう。

病める自己との葛藤は、対象喪失体験と同じように、自責の念や後悔の日々が続きます。それは単に状態像に対する不安のみならず、現状から逃避したいという自己否定の感情でもあります。マイナスのイメージを持ったまま、無理に強要してストーマを見ることは受容の過程を困難にする可能性があります。

ストーマに対する正しい知識や技術は徐々に身につけていく必要もあります。まずストーマに対してプラスのイメージをもてるような表現を用いて、看護師がストーマケアを行うことです。コミュニケーションは言葉だけではありません。看護師はケアのときの表情や態度でも、患者がプラスのイメージをもてるように援助することができます。患者はプラスのイメージが形成できれば（完全ではないかもしれませんが）、ストーマを受容しようとするでしょう。それは自己の内面を直視すること、現状の課題に立ち向かうことを意味しています。外面ではなく内面に、依存ではなく自立に向かって歩み始めることになります。

看護師の援助は、こうした患者の変容に寄り添うことです。セルフケアとは患者の自己受容の過程そのものなのです。それゆえに看護師のペースで無理に急がせたりしないことが大切です。

13　早く片づけましょうね

二六歳の男性Mさんは一日六～八回の下痢が止まらず、入院することになりました。腹痛が起きるとすぐ下痢をしてしまうため、トイレの確保に日々悩んでいました。

今日は検査のために下剤を服用したため、すぐ便意を催しました。あいにくいつも使っているトイレが使用中で、やむをえず少し遠いトイレを目指しましたが、トイレのドアを閉めた直後に粗相をしてしまいました。ナースコールで駆けつけた看護師は、Mさんの不快感を早くとるように、また他の人の迷惑になるといけないと、とにかく早く処理することだけを考え「早く片づけましょうね」と、新しい寝衣や下着を渡し、床掃除をしました。看護師のあわただしい動きのために他の患者たちが注目しています。

Mさんは「自分が情けない。でも検査のために下剤を飲むことはわかっている（すぐ下痢をする）のに、トイレを前もって確保してほしかった」と半泣きの状態でした。

このように言ってみてはどうでしょう

配慮がなくてごめんなさいね。ご自分の後始末が済みましたらお部屋に戻ってください。後はきちんとしておきますね（と、他の患者に気づかれないよう静かに何気なく片づける）。

排泄の失敗はもっとも自尊心が傷つくことの一つです。便失禁や尿失禁をしたという事実もさることながら、その結果、人の手を煩《わずら》わせてしまわなければならないということが情けない気持ちにさせます。さらに他の人に知られてしまうと、ますます自尊心が傷つきます。

排泄の失敗は、疾患上仕方のない部分もあります。あらかじめ排泄の失敗をしないような対策を考えておくことが大切です。トイレの確認や日頃からの患者の状態像、そして下剤使用時の声かけなど、患者が戸惑うことのないように配慮することが大切です。

また失敗したときには本人の自責の念が強い場合があるので、何気なく後の処理を行う、他の人に気づかれないようにするなどの配慮が必要です。

このケースの場合は、病気のためとはいえ、自己の身体に対してセルフ・コントロールできない失望感を感じていますし、些細であっても看護師に対する不満を感じています。他の患者に知られてしまうことも入院生活にとって愉快なことではありません。看護師の配慮でこれが防げるならば、患者にとっては大きな安心剤となりますし、信頼の関係をつくる契機となります。

入院にはさまざまな「生活場面」があります。一人ひとりの生活のリズムやスタイルは、病室ではほとんど見えませんが、患者にとってはやはり「自分らしさ」を継続しているものです。この「らしさ」を理解することから入院への援助が始まるということができます。

14　このほうが楽なんですよ

ＩＣＵ入室中の患者Ｎさん（男性、五〇歳代、脳血管障害）です。酸素療法、尿留置カテーテル、持続点滴等が施行されています。

入室後数日が経過し、入院時よりも意識レベルが下がり、舌根沈下ぎみと判断されて、その日の午前中から枕をはずし肩枕（バスタオル）を挿入されている状態です。

午後の面会時間に家族（妻）が来院しました。その日の担当看護師が入室すると、妻は「どうして枕をしてもらえないんですか」と聞きました。看護師は、「このほうがＮさんの呼吸は楽なんですよ」と、現在の状況つまり舌根沈下や酸素療法について説明しました。

しかし、数日のうちに、家族は「看護師から何もしてもらえない」とＩＣＵ師長に訴え、看護師と家族の関係が悪化してしまいました。

このように言ってみてはどうでしょう

枕を外しているのは、喉に舌が詰まって窒息しないためです。この姿勢は辛いかもしれませんが予防のためですので理解してくださいね。心配であれば何でも尋ねてくださいね。

枕をとっている姿勢の不自然さを認めたうえで、看護師自らが、情報提供やサポートの姿勢を示せれば、人間関係を築くための一助になることがあります。この場面は、対応次第で家族との関係をつくる良いチャンスだったのではないでしょうか。

ひとつには、看護師は、まず枕のない姿勢は第三者からは決して楽に見えないという事実を認める必要がありました。「このほうが楽なんです」という言葉は、その解釈は正しかったのですが、「楽」と言われても家族はすぐに納得できないのです。相手の感情や視点に合わせること、同じ土俵にのることが、関係づくりの第一歩と言えます。

ふたつには、「どうして枕をしてもらえないんですか」という表現は、質問の形をとりながら、実は、本質的に異なった意味つまり潜在的な不満の表現であることに注意が必要です。この場合、呼吸状態の説明では、家族の心境に近づけないのです。そこには何らかの怒りの存在が推測できますし、何か家族の欲求が満たされなかったとも言えるでしょう。

この「枕」をきっかけに、家族の不満（満たされていないかもしれない希望）の確認ができていれば、家族との関係が変わっていたかもしれません。

＊看護上の留意点

ＩＣＵ入室患者の家族がもつ不安や心理状態を理解しながら、言葉の微妙な表現や非言語の情報を注意深くとらえ観察し、相手の気持ちに沿うように質問の意図を踏まえて対応します。

15 急に退院はできませんよ

ある休日の午後、入院中の患者Oさんが、急に「家に帰る。退院する」と言われました。看護師が話をしてもOさんの訴えは変わらないので、家族に連絡しようとしました。その間にOさんは病院玄関に降りていったので、家族に連絡しようとしました。Oさんはさまざまな不満を話し出して、何度も「一人で帰る」と繰り返しました。そして「家には誰もいない。家内の母親が入院したので、みんなで見舞いに行ったから、ここにはすぐ来られない。でも、とにかく退院する」と言います。

看護師は「急に退院はできませんよ。誰もいないのに帰っていただくことはできません。連絡がとれるまで、部屋に戻りましょう。退院のことは明日にも主治医と相談しましょうね」と答えましたが、Oさんは「そんなこと知らん。俺は家に帰る」と表情を硬くしたままでした。

このように言ってみてはどうでしょう

ご心配なことがあるのですね。入院が重なっていることで、たいへん気がかりなことだと思います。Oさんも早く良くなってお見舞いに行けるといいですね。

看護とは、人間理解を基本とした相互関係です。言葉や態度で「あなたをわかりたい」というメッセージを伝えることで、相互の関係が深くなります。ただ「人間対人間」の関係ではなく、「患者対看護師」の関係が前面に出て指示言語が多くなり、患者に「不信」の感情が起きる場合も少なくありません。入院治療の必要性を理解し、状況を受け入れていたとしても、「退院したい、家に帰りたい」という患者の気持ちは自然な反応で、何らかの原因で感情をコントロールできずに、急に「帰る」という訴えとなったのです。

看護師の立場として指示中心の言葉では、理解するどころか反発や拒否などを引き起こして、かえって心を閉ざしてしまうでしょう。むしろ心情に共感した言葉が、相手の行動の奥底にある心に届くものです。本来の生活から離れ、入院生活を強いられる患者には、さまざまな「気がかり」が存在するのです。誰かに伝えたいと思っても、家族の心労を思えば話すことができず、看護師にもわかってもらえないとなれば、心を閉ざすほかありません。不満の背景にある心情を思いやり、共にわかり合えるケアができるならば、患者の入院生活の辛さも軽減できるでしょう。

＊看護上の留意点

患者の精神状態によっては、患者の家族に連絡をすることがありますし、患者の精神的安定をはかるために、家族に対応を委ねることもあります。しかし、変化する患者の心に働きかけることこそ、看護師のなすべき本来のケアなのです。

16 対応に注意してください

三歳の小児が胃腸炎・脱水で入院してきました。小児のお母さんは高齢出産で、介護施設の職員です。育児と仕事を両立してきました。

入院二日目の準夜への申し送りのときに、「お母さんは、とても神経質な人です。下痢はいつ止まりますか。まだ熱は出ますか。点滴はもれていませんか。食事はいつ頃開始になりますか、というような質問を繰り返してきます。対応に注意してください」という説明がありました。これを受けた看護師は、自分のメモ用紙に「うるさい母親に注意」と書いて巡視に行きました。その患児の部屋に入ったとき、他のナースコールの対応に慌ててメモを置いたまま出ていきました。

用事を終えて部屋に帰ってきたとき、母親から「うるさい母とはどういうことですか。子どもをもっている母親なら当然の心配ではないですか。自分でもナースコールで呼んで申し訳ないと思っています。私も似たようなところで働いているのでわかります。でも、これはひどいと思います」とかなり興奮し立腹して、看護師に詰め寄ってきました。担当の看護師は自分の失敗の大きさに気づいてただひたすら謝りました。

このように言ってみてはどうでしょう

お母さんがいろいろとご心配な様子はお聴きしておりましたが、つい心ないメモを書いて申し訳ありません。今後ともご相談に対して誠実に対応していきたいと存じます。

✦✦✦

専門職集団がもつ利用者への「まなざし」つまり患者観が象徴的に表されている事例です。医療者等に対するある調査に「あなたのパートナー（良き理解者）は誰か」という設問がありました。医師は看護師を挙げ、看護師は患者を挙げましたが、患者にとっては医師でも看護師でもありませんでした。わが子が入院する事態となったとき、母親が往々にして冷静さを失うことは誰しも理解できることです。申し送りでは、母親のそうした様子は伝わってきますが、担当としての看護師がそれに対してどう適切に対応したのかということは説明されていません。

時宜を得た配慮をとおしてアカウンタビリティ（説明責任）を行わず、いたずらに心配を重ねることになってしまった責任は、医師・看護師にあると言えましょう。ましてやそれを「うるさい母親」とメモにしておくことは、専門職倫理から見ても患者・家族への理解と尊敬を欠く行為ということになります。看護師はどのような関係づくりが望ましいかの教育を受けていますが、患者・家族がそうした学習機会をもつことはほとんどありません。病気の理解を含めて、罹患したことによる日常性の急変は、誰であれ「気が動転する」ことが予想されます。それゆえに、共感的に状況を理解しつつ、冷静に具体的な対処法を伝える技術は、看護師の専門性の一つなのです。これこそが患者に対する看護のパートナーシップと言えるでしょう。

17 どうしましたか

手術予定で入院のPさん（四五歳女性、子宮筋腫）です。入院初日、点滴静脈内注射を受けている間に排尿したくなりました。我慢しきれなくてナースコールを押すと、「どうしましたか」と天井のスピーカーから看護師の声が聞こえてきます。大きな声で天井に向かって「おしっこ……」などとても恥ずかしくて声になりません。どう返事していいかわからず困惑しているのに、またもや天井から聞こえてくるのは「どうしましたか」と返答の催促です。

排尿は我慢しきれなく、情けなくて思わず涙があふれてきました。無神経な看護師の言葉にこれからの入院生活がみじめに思えてなりません。

このように言ってみてはどうでしょう

はい。すぐに用件をうかがいにまいりますが、それまで待っていられますか。

ナースコールは、どんな内容であろうと患者が看護師を呼んでいるのです。ましてや入院初日のPさんからナースコールが鳴れば、点滴静脈注射中であることを知らない看護師であっても、不安や緊張を察知してすぐに訪室して観察したり、用件を聴く姿勢が必要でしょう。ナースコールへの迅速な対応は何よりも信頼関係を築く機会だと受け止めましょう。

ナースコール・インターホンは、一般的には相互に会話ができるベッド単位方式か病室単位方式のどちらかでしょうが、どのような形態であろうとナースコールが鳴るのは、患者が看護師を呼んでいるのです。「どうしましたか」と、看護師の声が天井から聞こえるというのは、関係のない患者には騒音となりますし、天井に向かって大きな声で話すというのも抵抗があります。また、耳が遠いとか、苦しくて声も出せないような患者にとっては、ナースコールに対する返答を求められるのは非常に酷なことです。とくに大部屋ではプライバシーもありません。

ナースコールの頻度は、点滴と排泄に関する内容が多いという研究報告があります。また、ベッドサイド・ケアを予測して行うことで、ナースコールを少なくすることができると考えて「ナースコールの鳴らない病棟」を合い言葉に、取り組んでいる実践も報告されています。

＊看護上の留意点

ナースコールが鳴れば、すぐにうかがうことを告げて訪室し、患者を目の前にして観察や対話に心がけ、看護師側からの用件は可能な限り患者のもとに行って話すようにしましょう。また、看護師の声がどのように聞こえるか、言葉の意味内容だけでなく音声による表情にも注意して、患者に安らぎをもたらし信頼される対応に努力したいものです。

18 リュウマチに比べればまだいいほうですよ

Qさん（七五歳、男性）はパーキンソン症候群で在宅療養中です。手引き歩行、手指の振戦（ふるえ）があるため食事に一部介助が必要です。

彼は思うように動けないことを嘆き、「こんな身体になって辛いな」とボソリと言いました。訪問看護師は何か励まさなければと思って、「私の訪問しているリュウマチの患者さんに比べればQさんなんてまだいいほうですよ。一日中痛いわけでもないし、まだ身の回りのこともご自分でできるのですから。がんばりましょう」と言いました。患者さんは黙っていました。

看護師は「そうですね」とか「私はまだ幸せですね」という返事を期待していたのですが予想外の反応に気まずい感じが残りました。

このように言ってみてはどうでしょう

思うように動くことができなくて辛いですね。辛かったとき我慢できないときには私に話してくださいね。少しでも力になれるかもしれません。

看護師は無意識のうちに、患者は前向きに病気と向き合っていくべきであるという患者像をもち、それを支援すべき役割があるという先入観をもっています。これはある面で「二重拘束説」つまり一方で患者は甘えたり依存することなく病気を治すように努力することが期待されています。他方で悪化したり効果がなければ、看護師の指示に従って患者はさらに努力することを求められます。これが患者の挫折感を助長します。とりわけ重篤であったり、慢性的な病気であればなおさら、無力感にとらわれます。

いつの場合も病気は患者の人生にさまざまな影響を与えます。治る可能性が希望を与えます。短い入院は生活を中断することなく明日の活動につながります。一方、長く見通しのない入院生活は、その経過において多くの苦悩や悲哀を重ねていきます。

この事例では、患者の素直な気持ちがストレートに表出されたため、患者はそうであってはならないという感情にとらわれています。看護師は慌てて慰めの言葉を返そうとしていますが、他の患者との比較をするというもっとも悪しき応答をしてしまいました。看護師は、つい患者の気持ちをコントロールしようとしたり、自分の気持ちを押しつけたりしがちです。しかし、看護師は患者のすべてを親切に受け入れなければならないと考えるのではなく、患者が表出した辛さや悲しさ、うれしさを、看護師が感じたまま患者に応答すればいいのではないでしょうか。

患者の痛みや辛さは、病気の種類や痛みの程度で比較できるものではなく、異なった感じ方、受け止め方があります。それは相対的なものではなく絶対的なものなのです。私（患者）らしさを受け止めてくれるかけがえのない他者としての看護師が必要なのです。

19　障害児で生まれてたいへんでしたね

聴覚障害をもった子どもの経過を追うため保健師が家庭訪問をしました。訪問当初、家族は何かしら警戒心があり硬い表情でしたが、その後母親から子どもが生まれてから今までの苦労話、たとえば親が交渉して近所の幼稚園に健常児と一緒に通えるようになったり、近所の小学校に入学する希望が出てきたという話を聴く機会がありました。

親の愛情の深さに心を打たれ、保健師は感激して、つい「わが子が障害児で生まれてたいへんでしたね」と言うと、母親は「ふつうの子育てとどこが違うのでしょうか」と泣き出してしまいました。そして「今まで誰にも頼らないでやってきました。これからもがんばってこの子を育てていきますよ」と言われました。

このように言ってみてはどうでしょう

今までよくがんばってこられましたね。誰でも子育てには苦労がありますよね。お手伝いができるときはいつでも相談してくださいね。

若い保健師にとって、障害のある子どもの親の心情を理解することは容易ではありません。ましてやその支援などが簡単にできるはずもありません。保健師としてではなく、一人の人間として、母親としての生き方、わが子への愛情、家族の状況に触れて、感激したままで「素顔」の自分を表現しています。

しかし、どんな場合でも、母親はわが子を「障害児」として育てたいわけではなく、「ふつうの子ども」として育てている（育てたいと思っている）のです。「障害児はたいへんだ」という先入観は、ややもすると親に対する「同情」となり、子育てに悩むふつうの母親への「共感」とはなりません。もちろん、現在の学校制度や社会状況からすれば、障害児の生活や進路には多くのバリアがあります。そのための苦労は生半可なものではありません。だからこそ、保健師の援助が不可欠なのです。

看護学には「共感はしても同化はしないように」という言葉があります。患者本人と同化しすぎてしまうと、支援の方向性を見失うため、ある程度冷静な判断ができる精神状態で、他者の思いに「共感」することの大切さを指摘しています。共感するとは、自己の先入観を超えて他者の心情をあるがままに理解することです。そのうえで、初めて専門職としての信頼関係（他者からの受容）をとおして、患者の将来を見越した適切なアドバイスができるようになるのです。

一人の人間としてより良い人間関係を形成していくことができなければ、自分の専門職としての成長もありません。生きること（実存）への共感がまず前提にあり、無条件での尊厳をとおして他者の人生に寄り添うならば、そこから保健師自身にもいろいろなものが見えて、逆にその人への真の支援（策）が見つかります。

20　そんなこと言わないでください

Rさんは、九六歳の男性です。高卒後、パン屋を経営してきたそうです。知的センスの高い人で、「衰えていく姿を人に見せたくない」「いつまでも自立した一人の人間でありたい」と自分の財産を寄付し、妻と共にケアハウスに入居しました。妻は数年前に他界しましたが、妻がそうであったように眠るようにいきたいという願望を持っています。子どもは息子が一人、娘が四人で、週に一回くらい面会に来てくれます。

Rさんは尿道カテーテル管理が必要なため週二回の訪問看護を受けています。ある日のこと、Rさんは「早くあの世にいきたいよ。僕はやりたいことも十分やったから、もう思い残すことはないよ。先日はペースメーカーもそろそろ電池交換だね、と先生に言われたよ。交換するのはやめようかな」と語りました。訪問看護師は「そんなこと言わないでください。Rさんにはまだ十分やることがあると思いますよ。子どもさんも悲しみますよ」と応じました。でも何となくスッキリしない会話でした。

このように言ってみてはどうでしょう

Rさんからそうした言葉を聴くと、私はとても辛くなります。Rさんのいろんな人生の体験談を聴かせていただくことをいつも楽しみにしているのですよ。

訪問看護の場面では、Rさんに限らず、このような言葉を多く耳にします。そのようなときどう応じたらよいのか、いつも迷います。「あの世にいきたい」という言葉の中には、たくさんの意味が含まれています。病気などの苦しみから逃げたいと思っている場合、生きたいと思っていても寂しさが募っている場合、日々の生活に生きがいを感じられない場合などがあります。つれ合いを失ったとき、老いの孤独感や不安感は深くなっていきます。病が重なれば死への恐怖も出現してくるものです。人はいくつになっても自己の「最期」を描くことは難しいものです。ましてやRさんはケアハウスという特別な空間にいることもあり、その孤独感や不安感には特別なものがあります。ペースメーカーの電池が切れれば、安楽に「あの世にいける」と思ったのでしょう。どんな言葉を返したらよいのかわからないとき、言葉を返さず〈傾聴〉することと、あるいは触れる、頷くなどの非言語的コミュニケーションをとることも一つの方法です。

他方、今もっとも身近な存在である訪問看護師に対して自己の感情を表出しています。その信頼に応えるためには、その感情を一緒に受け止めて、一緒に考えたいという意思を伝えることも大切です。根本的な孤独感や不安感は消すことができませんが、あなたはとても大切な人なのだということを伝えていくことで、Rさんの生きようとする気持ちを引き出すことができるのです。

21　もう後戻りはできないのよ

Sさんは、過去に何回も怪我などで入院治療の体験もあり、病院に馴れているようでした。ところが、今回は虚血性心疾患で手術を予定していました。手術前日まで不安等の訴えもなく、術前訓練もあまり積極的にせず、促さないとなかなか施行しませんでした。

当日、術前処置が終わりストレッチャーに乗ったとき、急にSさんは、「手術が怖い、死ぬのが怖い」と言い始めて、涙ぐみました。看護師は戸惑いながらも「今までがんばって手術に対する訓練だってしてきたでしょう。家族や友人だって元気になって前みたいにいろいろなことをしてほしいと期待しているのだからがんばらないといけません。もう後戻りはできないのよ」と言うと、Sさんは「そうか。今までの罰がきたのかもしれないね。がんばって生きて戻れたら心を入れ替えるわ」と言って手術室に向かいました。

このように言ってみてはどうでしょう

どんな場合も手術の前は不安でいっぱいですよね。辛いとき、悲しいときは一人でがんばらないでくださいね。私たちがいつも一緒にいますので、どうか気持ちを楽にして臨んでください。

不安や痛みとはどんな体感なのでしょうか。「身が削られるような」「血が逆流するような」「胸が締め付けられるような」「頭が割れそうな」「胃液が戻りそうな」など、その様相はさまざまです。苦痛に耐えている一瞬の隙間（気の迷い）に忍び込んだ不安が我が身を包みます。絶望に打ちひしがれて涙する瞬間もあれば、わずかな希望に胸を膨らませる瞬間もあります。行きつ戻りつしながら、患者は我が身の状況を少しずつ受け入れていきます。それでも不安の残滓が引き続き患者を悩ませます。

一方、看護師は専門的な実践知によってこれに対処しようとします。「がんばり」「訓練」「期待」などが言葉の端々に出てきます。ルーティン化された言葉や態度（説明モデル）でこの場面をやり過ごすこともあります。患者の外なる現実（リアリティ）にだけ眼を奪われるだけではなく、内なる意識（情動的要求）の変化を受け止めること、つまり患者との間に言語的かつ非言語的なコミュニケーションの経路（チャンネル）をもつことにほかなりません。

たとえば、病気のために患者が失意の底にあるとき、ベッドサイドに立つ看護師はどのようにして彼の希望を取り戻すことができるでしょうか。患者の傍らにわずか数分でも看護師が座り、（患者にとって）個人的な対話ができるならば、それは薬に依らない心理的効果という意味での「プラシーボ（偽薬）効果」と呼ぶことが許されるかもしれません。患者の内なる物語は、ときに空想や夢であっても、それを「語る」ことのできる対話者が得られるならば、それこそ治療を信頼し、希望をもつことにつながるからです。

22　先生に聞いてください

激しい腹痛を訴えて病院を受診したTさんは、急性膵炎と診断されてしばらく入院、絶食と言われました。数日すると痛みを感じないほど楽になってきましたが、代わりに今度は空腹を我慢しづらくなってきました。夕食の時間が来て看護師が配膳を始めましたが、当然Tさんのところには夕食は配られません。Tさんは立ち去ろうとする看護師を思い切って呼び止めました。

「看護師さん、どうにも腹が減って我慢がならないのだが何か食べさせてもらえませんか」「先生から絶食の指示になっているのでだめですよ」「それじゃあ、いつになったら食べられるようになるのですか」「それも私には答えられませんので先生に聞いてみてください。とにかく先生の許可があるまでは食べたり飲んだりしたらいけませんので、我慢してくださいね」。

Tさんは空腹を我慢して過ごすしかありませんでした。

このように言ってみてはどうでしょう

ずいぶんお腹が空いていらっしゃるでしょうね。Tさんの病気を治すには今食べないようにすることがとても大事なのです。早く回復に向かうよう私たちも最善を尽くしますね。

看護師から患者に向かって「先生の指示だから言うことを聞いててください」とか「主治医の許可がないとだめです」のように返答することは日常的です。しかし、この言い方は「私は医師からやれと言われたことを遂行するだけだ」と宣言しているのと同じで、看護師としての専門的な意識・プライドを放棄していることにほかなりません。このような態度で臨む看護師に対して、患者は闘病生活の上でのパートナーだという認識をとても抱くことはできないのです。

病棟において看護師はホスト役として患者（ゲスト）を受け入れ、入院生活を快適に過ごせるよう心がけていかなければなりません。しかし、入院生活では患者にさまざまな制限が要求されるものです。もちろんそれは患者の病気を治す目的のために必要とされるものです。医療を提供する私たちは医療上の正当さを理由に、患者に強いる苦痛や忍耐に鈍感になりがちです。そのことが、「あなたの病気を治すためにすることなのだから、多少の苦痛は我慢しなさい」という態度として表れてしまうようです。

食事療法（治療食ないし食事制限）は入院治療において重要な役割を占めますが、一方では患者の食べる楽しみを奪うことでもあります。患者が自分にとってなぜこの制限が必要なのかを納得した上でそれに協力してもらえるようにすることが肝要です。それが忍耐や苦痛であると感じるかそうでないかは看護に大きく依存しています。

23　いつ退院しますか

Uさんは脳梗塞になって以来、病院に二七年間もお世話になっていました。二七年目にして最後の入院でがんであることがわかりました。医師より「もうすでに全身にがんが転移していて抗がん剤も放射線治療も手遅れです。手術で脳の浮腫は取ることはできますが、どうするか考えてきてください」との説明でした。家族で相談の結果、手術はしないという判断となり、病棟の看護師長に伝えました。そのとき、看護師長に「ここは施設ではありません。いつ退院しますか」と言われました。

「誰も施設だなんて思っていないし、ずっと入院するとも言っていないのに」と家族の怒りは頂点に達しました。毎月受診して検査もしていたのになぜがんが発見できなかったのか、そして手遅れだと言われたことも受け入れがたい気持ちでした。そのあげくに看護師長のその一言です。この病院の印象は最悪となり、もうこの病院へ足を運ぶことは絶対ないのだと家族は思いました。

このように言ってみてはどうでしょう

本当に残念なのですが、この病院では継続して治療ができないのです。ご家族のお気持ちもあるかと存じますが、ご本人が元気なうちに自宅で療養される方がよいのではないでしょうか。今後のことについていつでもご相談に応じますのでご安心ください。

カウンセリングの分野に「ジョハリの窓」という考え方があります。他者（あなた）との関係において、私はあなたについて「わかっている（気づいている）」ことと「わかっていないこと（気づいていないこと）」があり、他方、他者にもそうした両面があります。私とあなたが共に「わかっている」領域が広くなれば、そこには理解や共感が成り立ちます。しかし、両者が共に「わかっていない」領域が大きい場合、あるいは一方だけが「わかっている」と思っている場合は、そこに誤解や齟齬《そご》が起こります。「わかる」とは「わかり合う」ことであり、「わからない」とは他者の心情を共有できないことを意味しています。言葉として伝わっても、共感（患者との感情を共有する力）を伴わない会話は、指示的で乾燥した言葉として響きます。それは患者・家族の情況に対する傍観者的な態度とも言えます。

看護の専門職倫理からすれば、患者の立場になってその内面の様子を了解しつつ、もっとも弱った心身の側面を支える（手当て）ことが大切ですが、この姿勢を見失えば「傷口に塩を塗る」ことになりかねません。身近にいてもっとも信頼できる看護師だからこそ、これに背く応答で患者・家族が苦しみ、怒りすら抱いてしまうのです。たとえ病院の方針であったとしても、看護師はあくまでも患者本位であるべきなのです。そこでの姿勢は「信頼の関係を大切にしていきましょう」ということです。

24 なぜ早く眠りたいのですか

五二歳の男性Vさんです。脳性麻痺のために四肢麻痺がありました。五月に脳出血を発症し、右側麻痺が強まり、これをきっかけにうつ状態となり精神科に入院しました。しばらくして症状が改善しましたので、リハビリを目的にして転棟しました。

当日の一七時頃、Vさんが「もう眠りたいから睡眠剤をください」と訴えました。看護師は「二〇時過ぎてから与薬にうかがいます」と言うと、「眠りたいときに眠らせてくれないのか。自由がないじゃないか。自分の権利を認めてくれないのなら、こんな所はいやだ。元の病棟に帰りたい」と大声を出しながら、車椅子で階段の降り口まで行きました。

看護師は転落しないよう静止しながら「なぜ早く眠りたいのですか」と言うと、Vさんは「受け持ちだと言ったのにわかってくれないじゃないか」と強く反応します。「きちんとご自分の思いを話していただかないとわかりませんよ」と看護師が言い返すと、Vさんは黙り込み、一層力を込めて車椅子を階段の方向へ進めようとしました。

その後、医師が説得しましたが効果なく、再び精神科へ戻ることになりました。

このように言ってみてはどうでしょう

これからの入院生活をどのように過ごしていきたいのか、Vさんの気持ちを話していただけますか。睡眠剤も含めて、Vさんのためにもっとも良い方法をこれから一緒に考えていきましょうね。

言語を大別すると「指示表出」と「自己表出」があります。

前者は命令や約束の言語であり、何かを遂行することを目的としています。前者の中でもとりわけ専門職の言語は、客観的に記述し、検証可能な言語体系をもっています。反面でインフォームド・コンセントが求められているにもかかわらず、患者・家族には容易に理解できない専門用語を得意げに使う医療スタッフがいて、批判を受けることもあります。

他方、後者（自己表出）は、理解を媒介としつつ、患者が自らの「感性」や「心象風景」を語る言葉です。ときに看護師は、「沈黙」も含めて、患者の非言語的で隠喩的な表現に接します。看護師がどれほどのコミュニケーション・チャンネルをもっているかが問われているのです。表情や行為、身振りや態度もまたこうした表現の一つです。

利用者理解をふまえて、睡眠剤の使用や入院上の課題に関する説明が必要なのです。「病院の規則だから」「医師の指示だから」と言うのはほとんど説明したことにならず、むしろこれからの入院生活の見通しについて話し合うことが大切になってきます。

25 タクシーに乗ってしまえば

不安神経症の四五歳の女性の患者Lさんです。毎日のように身体の不調を訴えます。今日も看護室前で話し始めました。

「最近、具合が悪いんです。トイレで排便があっただけでも苦しくて、動悸がして、めまいがして、部屋まで帰れないんです。お風呂にも週一回がやっと。髪は月一回しか洗えません。以前はこんなんじゃなかったんです。もう少しいろんなことができたんです。体重も少しずつ減り続けているんです」。

それを聞いた看護師は「そうですか。あまり運動もされていないので、体力が落ちているのかもしれませんね。もし心配ならば、内科など専門の病院を受診されたらどうですか」と言いました。Lさんは「いやあ、とても今の状態では他の病院になど行けません。売店に行ってくるだけでやっとです」と答えました。看護師が「でも、タクシーに乗ってしまえば、じっとしているだけでいいですよ」と言うと、「いいえ、タクシーの中でパニック発作が起きるんじゃないかと思って、とても行けません」と、その場を去ってしまいました。

このように言ってみてはどうでしょう

辛い毎日が続いているようですね。体調だけではなく、お気持ちも不安でいっぱいなのですね。最近の生活の様子を少し話してみませんか。お気持ちが落ち着くかもしれません。

精神的な疾患は、慢性化していくケースが少なくありません。ときに良い兆候もあれば、悪い兆候が続くこともあります。偏頭痛ひとつをとっても、その当人にとっては身を削るような体験に違いありません。どのような言葉で患者が表現したとしても、看護師は既成の概念（範疇）でその痛さや状態を捉えようとしますから、患者の心情との間にズレが生じます。たとえば「頭が割れそうだ」という隠喩を聞いて、これを正しく理解することは容易ではありません。患者の性格（我慢強い、大げさなど）や心理状態（うつ的、心気的など）によってもその内実が大きく変わるからです。

それにもまして、看護師のセンスもまた理解の幅を大きくしているのです。本例の会話は、他人事のように対話する看護師の姿勢をよく表しています。「他の診療科で診てもらえば」「タクシーで行けば」という言葉には、患者の不安な心情をまっすぐに受け止めることなく、その核心を微妙にそらしている様子があります。冷静に対処するという姿勢とはほど遠いことに気づきます。たとえ繰り返しの訴えであっても、相手の身になって感じるセンス、つまり「今ここでの現在のなかにある瞬間瞬間の敏感性」（C・ロジャース）をもつことが何よりも患者の癒しなのだということが患者―看護師関係のスタートなのです。

受容するとはあなた（看護師）自身を開くことなのです。

26　私から先生に聞いておきますね

Wさんは医師の説明を受けるときには、いつも「そうですか。わかりました」と答え、あまり質問もしないのですが、後から看護師に自分の疑問を医師に伝えてほしいと言うことがよくあります。

その日も看護師を呼び止めて、「昨日からお腹の調子がよくないんです。薬が変わったから、そのせいじゃないかしら」と言いました。「先生からお薬についてどんな説明がありましたか」と尋ねると、Wさんは「それがよくわからなくて。先生に聞いてくれませんか。先生には聞きづらいけど、看護師さんには聞きやすいから」と言いました。看護師は「わかりました。私から先生に聞いておきますね」と答えました。

このように言ってみてはどうでしょう

先生の話がわからなかったとき、質問するのは失礼なことではありませんよ。心配でしたら、私が一緒にいますから、明日ご自分で尋ねてみてはいかがですか。

当たり前のようですが、看護師は患者に対し親切であり、ありのままに受容し、安心をもたらす心配りが求められています。それは病気を抱えている不安のみならず、専門用語が理解できない不満も重なり、患者が自分の状態像や服薬後の反応を適切に把握することは容易ではないからです。他方、患者が一人でできると思われることは、セルフケア能力を最大限に伸ばすためにも積極的に働きかけることが不可欠です。

Wさんの依頼に常に応じて、医師との間の伝言役を引き受けてきたことは、Wさんの期待に応えたいという点ではまちがっていないのですが、Wさんの依存性を助長することになり、医師との直接的な関係を遠ざけてしまいます。

看護師は患者から頼られたり、必要とされたりすると、自己の存在価値を感じて、充足感を味わいます。しかし、それが結果的に患者の自立へのニーズを妨げることになることがあります。患者が独力で、あるいは少しの手助けでできることを代行することは、患者の能力や自尊感情を奪うことにもなるのです。

Wさんが本当に担当医と話しづらいと思っているのなら、その関係を調整する必要がありますし、もし単に看護師に依存しているのなら、自分の病気を自分で管理できるためにも、医師の話を理解したり、自分の意思を伝えたりできるように援助する必要があるでしょう。

看護師は、患者との良い関係を築くためだけでなく、看護としての働きかけをするために、治療的なコミュニケーション能力が必要です。患者が自己に関する情報を適切に知ることは、自己治癒力（治そうとする動機や意欲）を高めていく契機でもあるからです。患者の治ろうとする、自立しようとするエンパワメント（潜在的能力）を引き出すのも、看護師の専門性なのです。

27　食べないなら下げますよ

Xさんは、末期がんでほとんど口から食物を摂取できない状態でした。受け持ちの看護師Yは、普通の生活を維持しながら本人の闘病への意欲を支えることが大切と考えて、病院の食事などを出していました。Xさんは、食欲のあるときには好きな食べ物だけを口にする程度でした。

ある朝、その日は食欲がまったくなく、配膳はされましたがまったく手を付けませんでした。日勤で出てきた看護師Zは「今日は食欲がなさそうですね。食べないなら下げますよ」と、片付けていきました。Xさんは、下げられていく朝食をため息をつきながら見ていました。

このように言ってみてはどうでしょう

食欲がなくて辛そうですね。一旦下げましょうか。食べたいときはいつでも結構ですから言ってくださいね。

終末期看護では、なるべくこれまでの生活を維持しながら死への準備をしていくことが大切です。「重病なんだから」とか「どうせ死ぬのだから」と看護師が考えてしまうと、患者は残されたわずかな時間を意味なく過ごすことになりかねません。終末期だからこそ、その人らしさを支えていくための看護が求められているのです。

食欲がないこと、食べられないことを話題に出したり、強調することは何の意味もないことで、かえって病状の進み具合を強調するようなものでしょう。患者には、よけいに負担感を募らせる結果になります。看護師は、回復までは望めなくても、患者が少しでも有意義な時間を過ごしてもらいたいと願っていますし、そのためにたとえ些細なことであっても可能なことは精一杯援助したいと考えています。そのようなことを折に触れて、患者に対して表現し伝えておくことが大切です。そのような看護師の態度が患者の小さな変化をも見落とさずに観察できたり、柔軟性のある看護を提供できる素地となります。

ともすれば、看護師は病状の悪いことについて観察しがちです。そして看護師自身があきらめてしまうと、コミュニケーションも少なくなり、患者に対して不用意な言葉をかけてしまうことになります。たとえ病状が思わしくなくても、患者自身が病気と闘っている意欲を認めることはできます。さまざまな思い出に彩られた患者の人生の話題を傾聴することができます。患者の病むことの体験談に学ぶこともできます。

今この瞬間にも病と闘っている患者を理解し、看護師はその患者の生きようとする意欲を支えることが、ほかならず看護の本旨なのです。看護の力とは、手際よく処置することではなく、看護の無力さを前にして、人と人との関係のもつ「癒しの力」に気づくことから生まれるのです。

28　採血得意ではないんですよ

もうだいぶ寒くなってきた一一月の朝、就職して一年目の看護師が、深夜勤務に就いていました。

朝の採血の時間になり、予定通りに患者の採血を行ってきましたが、八九歳の患者Aさんの採血がどうしてもうまくいきませんでした。疾患のためか、血管も細いし、血圧も低目でなかなか血管に針を刺すことができません。いつもより多い採血をしなくてはならない患者の数と、だんだんとモーニングケアの時間がなくなってしまうことから焦りもあり、二度失敗しました。「私、採血得意ではないんですよ、ごめんなさいね。Aさんの血管は細くて入りづらいですよ」と、三度目をしようとしています。Aさんは、口を結んで耐えているだけでした。

このように言ってみてはどうでしょう

二回も痛い思いをさせてほんとうにごめんなさいね。申し訳ないんですが、もう一回させていただけませんか。最善を尽くしてみます。

患者は、治療などを受けるときは、医療者への協力を強いられているように感じることがあります。医療は、往々にして痛みを伴うことも多く、馴れぬ医療行為に対して不安も感じます。

患者の信頼に応えるためにも、医療者はもっとも苦痛の少ない方法で、もっとも正確な処置が求められます。

しかし、実際には、その努力にもかかわらず、患者に大きな苦痛を強いてしまうことも少なくありません。いま与えられている苦痛がいつ終わるのか、どこまで続くのか、不安を感じたまま耐えている患者の様子を看過してはなりません。

採血の失敗などは、たとえさまざまな悪条件があったとしても、患者にとっては謂《いわ》れのない苦痛にしかなりません。血管が細いとか、見えにくいとか言われても、何の理由にもなりませんし、言い訳にしか聞こえません。ここでは、素直に専門職としての非を認め、患者が我慢しながら耐えていることにお詫びをするべきでしょう。そして、今後の協力を求めるための「説明と同意」を得なければなりません。

その場合、看護師からの一方的な押しつけにならないように配慮し、患者の理解や状況に合わせて対応することが大切です。つまり、現在の処置に対する理解とそれを断ることもできることなど、選択権は患者にあることを伝えるべきなのです。そのうえで今後の理解と協力を得るための努力が看護師に求められます。患者からの意見や意向について聴き取ることも必要でしょう。十分な説明をとおして患者の納得を得ることができていれば、苦痛に対する耐性の面からも、不安の軽減の面からも、患者の気持ちを理解しながら適切で有効な看護を実現することができるでしょう。

29　うつ伏せ寝は危険ですよ

初めての子どもを出産して四〇日になる一九歳のBさんは、五階建てのアパートに夫と三人で暮らしています。実家に長く帰っていたため、新生児の家庭訪問が今日になってしまいました。

玄関の呼び鈴がなったのでBさんがドアを少し開けると、大きな秤《はかり》を抱えた保健師が立っています。保健師は「こんにちは。赤ちゃんの家庭訪問に来ました」と、軽く会釈しました。Bさんは少し緊張した面持ちで部屋へ招き入れる仕草をしました。Bさんの後に続いて部屋にあがると、うつ伏せになってスヤスヤ寝ている乳児が目に入りました。

保健師は、とっさに「乳児のうつ伏せ寝は危険ですよ」と声をかけました。Bさんが知っているのか気になったからです。Bさんの顔が急に強張って表情が変わりました。保健師から注意を受けたと思ったのでしょう。

このように言ってみてはどうでしょう

まあ、かわいいですね。上手に育てておられますね。赤ちゃんは今まで順調でしたか。

初めての家庭訪問において、まず第一に保健師がしなければならないことは、最初の出会いの場面で受容的関係を築くことです。まず、挨拶や自己紹介をしたのち、訪問目的や援助内容を相手にとってわかりやすい方法で説明することです。具体的な保健指導は場面や状況によって一人ひとり違います。このケースのように、若年で初めての出産・育児を体験する母親は、これでいいのだろうかと不安を抱いていても、うまく話せず、表情が硬かったり、無愛想な印象を受けることがあります。保健師の側から緊張をほぐす関わり方を工夫します。

兄弟姉妹の数の少ない今日では、乳児を抱くのはわが子が初めての体験という母親も珍しくありません。初めての育児は緊張の毎日です。一方、核家族化の進行で、産後はしばらく実家に頼っていても、新生児期がすむと、多くの夫婦は独立して、夫婦と子どもだけの生活を始めます。母親たちは育児書、育児教室、インターネットなどで不安の軽減に努めています。だからといって適切な育児行動ができるわけではありません。

不安と緊張の絶えない毎日を送っている母親にはとにかく、「お母さん上手に育てておられますね」と努力を認める声かけが信頼しあう関係を築くことにつながります。問題や気になる育児行動への指導はこの関係を築いた後で話題にすると、母親に受け入れられやすくなります。

＊看護上の留意点

乳児がよく眠るようになるとの理由から、一時期、うつ伏せ寝が流行しました。しかし、仰向け寝に比べてうつ伏せ寝は、乳児の突然死を招く率が高く、医学的理由を除いて推奨されていません。うつ伏せ寝にさせたときは乳児から目を離さないように指導することが重要です。

30　ビールばかりでは身体を壊しますよ

六五歳の男性Cさんは、脳性麻痺のため身体に障害があり、会話や自力移動などにかなりの困難があります。食事をつくったり、外出したりすることはできませんが、できるだけ自分のことは自分でできるように住宅改造を行い、洗面や入浴は一人でできるようにがんばっています。

雑貨屋を営んでいた両親は仕事が忙しく、Cさんは家政婦のDさんと二人で、両親の残してくれた家で生活しています。Dさんは、最近のCさんは食事の摂取量が減少し、替わりにビールを飲む量が多くなり、わがままが強くなってきたのが気になり、一度訪問して注意してほしいと思って、保健師に電話をしました。

保健師が訪問してみると、台所には缶ビールがゴミ袋いっぱいになっていました。「ビールばかりでは身体を壊しますよ」と言うと、Cさんは「ほっといてくれ。あんたには関係ないだろ」と苛立つように言い返しました。

このように言ってみてはどうでしょう

お体の調子はどうですか。最近どうも食事が進まないようだとお聞きしましたので心配してまいりました。何か気がかりなことでもあるのですか。

高齢や障害の方々への保健師の家庭訪問は、ご本人からだけでなく、家族や世話をしている方々からの要望で行うことがしばしばあります。そのような場合、ご本人には了解をとらずに家庭に赴き、家族と話しながらその中にできるだけ自然なかたちで本人を巻き込んで会話を始めることもあります。ただし、通常は家族や親しい方からの要望であっても、本人からの申し出でない場合は、改めてご本人に理由を説明し、了解を得て再訪します。

このケースの場合は、家政婦のDさんが保健師にCさんの現状を心配して訪問を要望されたのですから、その内容に関してCさんのお気持ちを確認することが必要です。

訪問に至った経緯や目的は、保健師の伝え方によっては誤解を生じ援助関係が成立しないこともあります。CさんとDさんの人間関係に配慮して、Dさんの言葉をそのまま伝えるのでなく、Cさんに関連する訪問理由を見つけて、それが主目的であると説明するのも一つの方法です。また、保健師は他の専門職と同行する必要がある訪問場面では、専門職の訪問目的を伝えることはもちろんですが、チームとして協働してCさんの支援に取り組みたいことを伝え、情報を交換することや共有することの必要性を理解し合うことも信頼関係を築くうえで大切です。

＊看護上の留意点

脳性麻痺に伴う障害は多様です。対面したときの観察から障害の程度や状態像を把握し、本人の意思・意向を理解するためにも会話の方法、生活ニーズなどを検討していくことが大切です。

31　先生もお考えがあってのことだから

看護師が朝のモーニングケアで病室を廻っていました。

突然Eさんが「全くあの医者は。俺にどうしろと言いたいんだ」と怒り出しました。いままでこのように激しく感情を表現したことはありませんでした。不思議に思った看護師はEさんに「どうなさいましたか」と声をかけました。

「手術が終わってもう一カ月以上たって随分よくなったと思うんだ。今度の連休は外泊できるのではと主治医に尋ねたが、返事はダメ。では、外出はと聞くとこれもダメ。がっかりしたよ。薬を減らしてもらえないかと聞くとこれもダメ。たまにしか病棟に来ないのにダメ、ダメ、ダメで、すぐ部屋を出て行ってしまったんだ。ダメならダメで理由を聞きたいのに」。

看護師は「先生もお考えがあってのことだから、そんなに怒らないでくださいね」と声をかけて部屋を出ました。

このように言ってみてはどうでしょう

ダメと言われてとてもがっかりしたお気持ちなのですね。一度私たちと一緒に先生とゆっくりお話してみませんか。

患者への援助を行う際に、最も大切なのは信頼関係が確立しているか否かです。それが確立してこそ、患者への支持と援助がより効果的となるのです。信頼関係の確立の過程では傾聴することと、共感することが大切な要素となります。患者の表現や言動に注意深く耳を傾け、あるがままの感じ方に寄り添うことが必要です。このとき、患者の無意識的なレベルでの感じ方にも寄り添うことができると、さらに深い信頼関係をつくることができるのではないでしょうか。

この患者は、おそらく自分の気持ちもよく聞いてくれない状況で否定的な返事ばかりを受けたので、不快感をもち、不信感につながりかねない関係にありました。そこで、まず患者への共感を言葉や態度で表現することは大切なことです。とくに言葉にすることによって、看護師が理解した内容を伝えることにもなりますし、双方のずれが生じているかどうかも明らかになります。ただし、注意しなければならないのは、共感の表現として看護師が医師への不信を表現しないことです。患者へのケアはチームで行われています。チームの一員を非難するのではなく、いかにチームとして信頼を回復できるようなかかわりの機会をつくるかが重要です。

次に、支持・援助を効果的にするために、看護師は患者と対等な立場であるということをわかりやすく表現することです。「一緒に話す」といった表現をするとわかりやすく伝わるでしょう。そして、具体的で肯定的な援助につなげることです。否定的な感情や禁止・指示の言葉では回復意欲の低下につながりかねません。

32 内服の管理はこちらで行います

Ｆさんは一五年前から狭心症を患い、通院しながら内服治療を行ってきました。中学の教師を定年退職したことを機に以前から勧められていた手術に踏み切ることを決心し、入院の日を迎えました。手続きを行い、病棟内の案内や手術までの予定について説明中の出来事です。

看護師が「今日お持ちいただいているお薬はすべてこちらでお預かりいたします」と伝えると、Ｆさんは「これは長年、内科の先生に診てもらっている薬ですから」と看護師に従う様子はありません。そこで看護師は「入院されたら、こちらで管理するように主治医に言われておりますので」と述べると、「薬ぐらい、自分できちんと飲めます」とやや興奮ぎみに声をあげました。

看護師は、予想もしなかったＦさんの反応に驚き、なぜ内服薬を預かる必要があるかについて説明を加えましたが、気まずい雰囲気が続いてしまいました。

このように言ってみてはどうでしょう

お薬は指示があるまで今までどおり続けていただきますが、副作用も気になりますので、申し訳ありませんが、内服される前に必ずナースコールをしていただけますか。

入院直後には、オリエンテーションなどの機会に相手のことを知るための細かな観察を行っています。しかし、看護師も患者も短い期間ではお互いのニーズを十分把握することはできません。看護師にとっては当然のことであっても、患者にとっては納得のいかないこともあるはずですから、なぜそうする必要があるのか、その目的をわかりやすく説明することが大切になります。

前述の例では、質問や指示ばかりの展開になっています。それぞれの質問に対するFさんの訴えにしっかり耳を傾け、その会話の内容や反応から今までの内服に対する認識や自己管理パターンを理解することが必要です。そこで薬を預かったほうがよいのか、患者管理でよいのか、さらにどのようなサポートが必要なのか。看護師は安全な内服管理をまず優先させて考えますが、手術前という一時期に重点を置きすぎて、患者自身の今までの習慣や気持ちを引き出せない傾向がしばしば見られます。これは自立の芽を摘み、入院という環境に服従するだけという無力感につながります。

多くの患者を看護していく多忙さのなかで、個の尊重は簡単ではありませんが、患者との意見の相違、またはズレを感じ取ったときこそ、患者は何を考え何を求めているのかを深く考えるチャンスとし、相互に関係を深めていくことができるのです。

33　私には難しくてわかりません

がんの終末期を迎える一人暮らしの女性Gさん（六〇歳代）です。訪問看護を受けながら、在宅療養を続けていましたが、呼吸困難が強くなり一時入院しました。一週間ほどで症状は安定し、今後の療養方法を検討していた時期に、一人の生活に戻るのは不安だと打ち明けてきました。

「私の心配は、脳梗塞で寝たきりの意識もない九〇になる父のことです。私しか見てあげるものがいなくて……。その心配が呼吸を苦しくさせていると思うんです。先生から提案されておりますが、父親が入院する病院に転院をしたほうがよいのかとも考えます。でも、家のこともできなくなるし、入院生活は気持ちを憂鬱にさせるし、どうしたらよいのでしょうか。同じことが頭の中でグルグル回っているだけで一人では決められません。私はどうしたらいいんでしょう」と、深刻な表情で話していました。

あまりに複雑で大きな問題を前に、看護師は「さあ、私には難しくてわかりません。もう一度先生に相談してみてはいかがですか」と答えてしまいました。

このように言ってみてはどうでしょう

とても大切で難しい問題ですが、一つひとつ一緒に考えて整理してみませんか。少しで

――もGさんの気持ちが楽になるようにお手伝いができれば嬉しいのですが。

本例は老々介護の問題ですが、介護者が重大な疾患を患うと、自分自身の身体的・経済的問題に加えて、介護者としての役割にも支障が生じて、問題は複雑化していきます。病状の進行から自力では解決できない問題に直面した場合、その問題ばかりがクローズアップしてしまい、自分の無力さを悲観し、うつ症状や生活意欲の低下を招くことがあります。

とくに一人暮らしが長く自立して暮らしてきた人は、誰かに頼りたいという気持ちとそれを許さないプライドとが交錯します。「傾聴」をとおして、改めて自分の気持ちを見つめ直すという過程が大切なのです。

次に、不安の一つひとつに対し、その緩和策と具体的な支援策を提供し、いつでもあなたの不安に対処していく用意があることを伝えていく「保証」です。医療者は自己決定を望むことを諦めてしまいがちですが、老年期であっても自己決定への意欲があることを認める対応と、人々の基本的ニーズである自分らしく生きたいという願いを尊重した対応が必要になります。

＊看護上の留意点

老年期にある人々の療養生活の自己決定を支援するうえで、死を身近にしている場面では、死を語らなければ理解してもらえない場面にも遭遇します。死を肯定的なものとして捉え、死について話ができる関係づくりが重要なポイントになることがあります。

34　やろうとする気持ちが大切です

六二歳の男性Hさんは、一年前から大腸がんのため手術・再発を繰り返し、三回目の手術を二日前に受けました。

早朝、清拭と寝衣交換をすませると、「アー、さっぱりした、次は深呼吸練習かな」と深呼吸を自ら積極的に行っています。一時間ベッド上で安静にした後、「立ちたいので来てほしい」とナースコールがありました。ゆっくりですがしっかりと立つことができ、Hさんのやる気と努力を看護師は誉め、Hさんも満足げに「早く回復するためには動いたほうがいいと聞いているからなあ」と嬉しそうでした。

午後（時計を見ると二時）訪問すると、「離床の時間だ。でも今はなぜか立ちたいけど立てない」と疲れきった様子で訴えました。看護師は「やろうとする気持ちが大切です。お手伝いしますから一緒にがんばりましょう」と介助すると、Hさんはどうにか立つことができました。

しかし、その後ぐったりしてそのまま翌朝まで寝込んでしまいました。

このように言ってみてはどうでしょう

朝からがんばりすぎたのですね。無理をすることなく、しばらく休んで体調を整えてからまた取り組んでみましょうね。Hさんの体調をみながら離床の計画を立てていきましょう。

医療情報をとおして患者も自分の治療について知識をある程度もっていることが多くなっています。Hさんも深呼吸練習や離床をすると回復が早くなることを理解しています。手術、治療に対する期待が大きければ大きいほど、がんばってしまう傾向になります。

気持ちの上ではがんばりたい、でも身体がついていかないという相反する状態に陥ることがあります。この状態をそのままにしておくと、心と身体のバランスが崩れ、逆に回復が遅れることもあります。病気の回復には患者の協力が必須です。患者の努力を誉め支えることも必要です。「がんばって！」という言葉は、すでにがんばっている人には適切でないということはよく知られています。患者の心身のバランスが今にも崩れそうな場合には、看護師が一時休息をとるようにアドバイスをし、そのバランスを調整することが大切です。

＊看護上の留意点

術後の早期離床は呼吸・循環機能の回復、腸蠕動《ぜんどう》の回復、筋力低下の予防、生活のメリハリをつける、回復の意欲づけを目的に行われています。その結果、手術の回復が早いと言われています。離床方法としては手術当日は看護師が介助して横を向く程度ですが、術後の経過が良好であれば、翌日から上体を少しずつ上げて、ベッド上座位、立位、椅子に腰をかける、病室内を歩行する、廊下を歩行するといったように徐々に進めていきます。

35 がんばって自分でしましょうね

Iさんはリハビリ教室に参加している五一歳の女性です。

Iさんは脳血管疾患のため自宅で倒れ、それ以後、一人で歩行することが困難となり、外出するときはいつも夫が付き添っていました。夫は、以前は明るかった妻が家に閉じこもりがちとなり、気になって、何かよい方法がないかと保健師に相談しました。保健師は保健センターで開催されるリハビリ教室を紹介しました。

Iさんは今朝は保健師に迎えに来てもらい、一人でリハビリ教室に参加しました。教室では、自己紹介から始まり、手の運動を兼ねて楽しめる折り紙をすることになりました。自己紹介では名前を言えたのですが折り紙には手が出ません。

Iさんが他の人と会話をせず、手も全く動かしていないことに気づき、様子を見ていた保健師は「がんばって自分でしましょうね」と話し掛けました。

このように言ってみてはどうでしょう

無理しないでゆっくりと教室に馴染んでくださいね。折り紙を一緒にしてみましょうか。

疾病、外傷、老化等により心身の機能が低下している人に対し、心身の機能の維持回復に必要な訓練を行うことは、閉じこもりを防止するとともに日常生活の自立を助けていくことになります。介護予防を目的とした機能回復訓練教室が市町村の保健センターなどで「リハビリ教室」等の名称で行われています。この教室は、医療や介護保険の対象にはならない人を対象に開催しています。自主的な訓練の持続や地域の中で日常生活の自立を果たすには、ボランティア・スタッフの協力が欠かせません。保健師は参加者の間に入り、相互の援助関係づくりに努めます。

リハビリテーションが必要になった人には、それぞれの状態に応じた適切なサービスを提供する必要があります。訓練ばかりでなく、参加者相互の交流も大切です。この場合、訓練だからと「がんばって自分でしましょうね」だけの言葉がけでは十分ではありません。脳血管障害をわずらった人は、説明されても理解するのに時間がかかったり、うまく力が入らず協応動作ができないことがあります。保健師は、今この人ができることは何かを確かめつつ言葉がけを行います。言葉の反応がなくても、表情や動作の変化に注目して、対話を進めていきます。一つひとつの動作に対して助言をしながら、あせらないでゆっくり見守る姿勢が大切です。

＊看護上の留意点

訓練に参加する人は機能が低下していることに留意し、常に事故防止に万全を期することが求められます。とくに初めての参加の場合は、導入への意図的な働きかけが不可欠です。グループ全体の雰囲気もまた把握する必要があるからです。

36 何か心配なことがあれば何でも言ってください

Jさんは七五歳の女性で、一人暮らしをしていました。一年前に糖尿病と言われ、医師の指示通りにバランスのよい食事をすることと、なるべく歩くことを心がけていました。

ある日、Jさんは自宅で転倒し、右大腿骨を骨折し、近くの病院に入院して手術を受けました。手術後の経過は良く、リハビリテーションも進み、そろそろ退院の予定です。

担当看護師が「Jさん、そろそろ退院ですね。退院しても、なるべく入院前と同じくらい、体を動かすようにしてくださいね」と言うと、「はい、わかりました。がんばります」と答えました。そのとき、看護師はJさんの表情がさえないことが気になり、「何か心配なことがあれば何でも言ってくださいね」と言いましたが、「はい、ありがとうございます」と言うだけでした。

このように言ってみてはどうでしょう

そろそろ退院ですね。ほんとうによくがんばりました。退院後の生活に心配なことはありませんか。もしよかったらこれからどうすればよいか一緒に考えてみませんか。

糖尿病などの慢性的な疾患を抱えている高齢者は少なくありません。バランスの良い食事や適度な運動は治療効果が高く、医師もまた同様の指示を与えています。しかし、一人暮らしであったり、身体が不自由になったりすると、生活管理はなかなか難しくなります。骨粗鬆症等が重なればなおさら生活上のリスクを抱えることになります。病院での治療回復がスムーズに進んでも、在宅での暮らしの不安、さらには転倒等の再発の心配は尽きることがありません。

今日のリハビリテーションでは、ＩＣＦ（国際生活機能分類）の導入や、生活リハビリという視点も加えられて、在宅での「活動」や「参加」を前提にした援助が基本となっています。ベッド上での安全優先の生活を想定するのではなく、可能なかぎり利用者の潜在能力を引き出して、その人らしいリズムやスタイルで暮らしを設計していくことが大切な視点となっています。

退院前のＪさんの「さえない表情」には、たくさんの思いや意味が込められています。何よりも入院以前とは異なり、さまざまな健康上のリスクを抱えて、これからの生活をどうやって再生していくのかという現実に直面しています。病気がちな独居高齢者の日々は、孤独感だけではなく、目覚めてもベッドに入っても死への不安を抱えています。

たとえ介護サービスを利用したとしても、こうした不安にまで手が届きません。「一緒に考えてみませんか」という言葉は、そんな不安に寄り添おうとする看護師の心遣いにほかなりません。それがどれほどの勇気を与えるものかは、老いの心がよく知っています。

37 少しはきれいに片づけたほうがいいですね

八一歳の女性Kさんは、近くに住む長男一家の心配をよそに、どうにかこうにか一人暮らしをしていました。息子たちがもっとも悩んでいたのは室内の乱雑さと、本人が介護サービスの利用をかたくなに拒むことでした。見るに見かねた長男が、ケアマネジャー（看護師）に相談しました。

ある日、訪問して驚きました。人を寄せ付けない険しい顔と、足の踏み場のない玄関の有様でした。看護師は、「少しはきれいに片づけたほうがいいですね。それにこれから寒くなってお家に閉じこもってしまうと、足が弱くなってしまうかもしれませんね。ヘルパーさんに手伝ってもらいませんか」と話しました。Kさんは少し考えて「家の中に入ってこなければいいんだよ」と言いました。

このように言ってみてはどうでしょう

お一人でがんばっているのですね。寒くなるとお家に閉じこもりがちになりますから、ヘルパーさんと一緒に散歩や買い物などに行きませんか。

サービス提供側（とくに看護職）は、利用者の健康や生活上の問題探しをしがちです。しかし、相手（利用者）から見れば、今まで関わりのなかった人からいきなり自分が気にしていることを言われたら、誰しも気持ちのよいものではありません。

何十年もそれなりに過ごしてきた暮らしを変えようとするエネルギーは、高齢者にとっては並大抵のものではないでしょう。「指導」という意識で関わると拒否されるのは、当然のことかもしれません。援助する側の価値観を相手に押し付けることなく、相手の生活そのものを受け入れるところからスタートすることが大切です。

「看護」「支援」とはそういうものではないでしょうか。良かれ悪しかれ人それぞれの生活スタイルや生活リズムには、その人の個性や独自性があるのです。緊急性がある場合は別として、それを変えなければならない理由は、意外とその人自身の中にあると言うことができます。

しばらくしてKさんを訪ねると、庭に寒椿が一輪咲いていました。Kさんの依頼でそれを部屋に飾ってみると、急に世界が変わったように感じました。「寒椿一輪」で互いのいたわりあう関係が確認できたのかもしれません。

＊看護上の留意点

看護はチームで行います。ケアマネジャーの立てたケアプランの目標に沿ってそれぞれのサービスを実践するためには、チーム内でのコミュニケーションが重要です。それがうまくいったとき、初めて利用者との信頼につながっていくのです。

38　いまは自分ですることが大事です

Lさんは七〇歳男性で肺切除術を受け、術後の離床が遅れ気味です。さまざまな術後合併症を予防するためにも早期離床は大切であり、看護師はLさんに無理なく離床が進められるよう、日常的な生活習慣の拡大を目標にケアしていました。

術後五日目になり、洗面やトイレ歩行など離床に対する努力が見られてきていました。昼食後に訪室するとベッドに横になっていたLさんは、「看護師さん、食器を下げておいてくださ い」と訴えられました。「いまはご自分でなさることが大事ですからね」と離床を促すためにそう返答すると、「結構です。家内が来たら下げさせますから」と布団を頭から被ってしまいました。

声をかけても返答がないため、その場を離れましたが、スムーズに離床が進まないことが気がかりでした。

このように言ってみてはどうでしょう

傷のほうはまだ痛みますか。いまは少しずつでも手術前のように動いていただくことが大事ですよ。辛いようでしたら、いつでも声をかけてくださいね。

外科系の病棟では、術後合併症を防ぎ、早期回復のためのさまざまな看護援助が日々行われています。しかし、回復過程には個人差があり、創傷治癒と精神的な回復が必ずしも等しいわけではありません。とくに高齢者の場合は、手術が心身に及ぼす影響が大きく、術後の非日常的な時間は短くても、心が不均衡な状態に陥りやすくなります。看護師は、患者の術前（入院前）の日常生活習慣をよく知り、長年培ってきた価値観を考慮し援助することが大切です。

この事例では、身だしなみや排泄などは日常的に自分で行ってきましたが、食事については妻がすべて世話をしていたLさんにとって、下膳は非日常的な行為であったのかもしれません。離床を促し、少しずつがんばっているLさんを受け止めているわりには、支える態度や言葉かけが少なかったようです。

「今日はここまで離床を拡大できる」といった目標をもつことは看護を展開していく上で大切ですが、これは患者と相談して定める目標であって、看護師のノルマではありません。「ここまで離床させなくては」という看護師の焦りが、患者の訴えを受け止める余裕を失わせ、看護師と患者の間に気持ちのズレを生じさせてしまいます。

看護師が必要と判断して勧めたことに対し、患者が「結構です……」と応じなかった理由を確かめてみることが、次の援助に結びつくヒントとなります。心身の回復状態を考慮し、まず患者の思いを受け止めるという対応から展開していくことが大切であると言えるでしょう。

39　そんな生活態度では困りますね

脳卒中後遺症のリハビリ専門病院から退院してきた五〇歳代男性Mさんです。保健師が「退院後の生活状況の確認」と「機能訓練教室参加の勧め」を目的に訪問しました。訪問時はMさんと妻から退院後の生活について話を聞きました。

Mさんの様子を見ると、杖歩行が可能で着替えなど身の回りのことは自立した状態です。家庭でのリハビリを継続するために機能訓練教室の参加を促しましたが、「そういう所には行かなくても家で散歩をしているからいいよ。これといって気をつけていることもないから」と本人と妻の返答でした。

保健師は「そんな生活態度では困りますね。食事に気をつけたり、リハビリも続けないといろいろと心配なこともありますから」と指導的な態度で言うと、Mさんたちは「たしかにまた何かあったら困るよね。でも、そんなに言われても……」と困惑した様子でした。

このように言ってみてはどうでしょう

体調が良い状態なので安心しました。日頃から健康に気をつけているともっと大きな安心が得られますよ。

保健師の眼から見て患者の生活態度が予後において良好でないとしても、これを叱責したり、非難しても状況はなかなか変わりません。生活のリズムやスタイルそのものを変えることは、人生観や生活観を変えることにほかならず、とくに高齢者の場合は長い間身につけてきた価値観に深く関わっています。医療情報や疾病のリスクを説明しても、具体的にどうすれば生活のなかでこの情報を上手に咀嚼《そしゃく》し、日常生活に活かしていくことができるのかという視点が理解できなければ効果が上がりません。

生活習慣病に対する治療援助の難しさもここにあります。生活習慣を変えることは、患者自身の自覚に待つべきだとは言え、この自覚をどのように引き出していくのかという援助もまた保健師の専門性だからです。機能訓練など体験したことのない高齢者にとってみれば、機能訓練に対する不安もさることながら、その意義や効果についても十分に理解しているとは言えません。「もう年だから」という老いの諦観もないわけではないからです。

とかく患者を客観的に看ることは、専門職として大切な視点であるとしても、患者の視線から見直してみるということを看過してしまいがちです。それだけに、保健師が患者の生活の場に直に立つことは、彼（彼女）の人生観や生活観に根ざした援助を実現していくことにほかならないのです。持病とうまくつきあいながら、老いの生活を安心して続けていくためには、患者の身近にあって理解を手助けする専門職が不可欠なのです。

40　自分でできることはやりましょう

初老期の患者Nさんが深夜帯に頻回にナースコールを押し、少しばかりの枕の位置の調整や、臀部の位置の調整を依頼してきました。依存心が強いという印象がありました。食事のときなどは比較的自由に体動（体を動かすこと）されているという情報を得ていた看護師は、介助を終えて退室する際、「自分でできることは少しずつやりましょう」と声をかけました。

その後、朝までナースコールが鳴らないことを心配して何度かラウンド（巡回）しましたが、自分で体動したらしく少しずつ体の向きなどは変わっているものの、よく眠っているようなので朝まで様子を見ることにしました。

朝になりNさんのところにラウンドした看護師は、「夜中、自分でできていたじゃないですか。日中もやりましょうね」と声をかけました。Nさんは、「早く帰りたいからな」と言うのみで、自分でできたという満足感のあふれた表情ではありませんでした。

このように言ってみてはどうでしょう

夜中に大丈夫かと思って何度かうかがいましたが眠っていらしたので声をかけませんでした。がんばってくださって嬉しかったです。どうしてもできないことはお手伝いしますから、おっしゃってくださいね。

看護師が患者のＡＤＬ（日常生活動作）拡大や退院に向けて、早期の自立へのケアを案ずることは一見適切なように思えます。しかし、患者の依存心の裏にはさまざまな思いや葛藤が潜んでいることが多いものです。まず、患者のがんばりを認め、そして支援します。このような場面こそが看護の第一歩です。

言うまでもなく入院中もっとも身近にいる看護師が、患者のがんばりや努力に共感することは重要です。「私たちはいつもＮさんの傍にいて見守っています。応援しています」とか、「Ｎさんがよくなってこられたことを私も嬉しく思います」という想いを十分に表現することで、患者は安心感を得て、心を開くようにもなるのではないでしょうか。

他方、この期待が大きすぎると、患者の心理的負担は増して、本音を語りにくい関係を作り出すこともあります。看護師があるべき方向に強く誘導することは、専門的な動機づけとして肯定できるものですが、期待した結果が得られないとき、そのフラストレーションを患者の言動に置き換えて理解することも少なくありません。

依存や怒りは、ある意味では患者―看護師関係における取り引き（ネゴシエーション）の課題とも言えます。患者の気持ちを知りたいと思うのなら、まずはそうした関係や応答の場に身を置いてみることが大切です。そのうえで、看護師の気持ちも表現してみることも必要ではないでしょうか。患者の人格（パーソナリティ）とのコミュニケーションこそ相互理解への入り口なのです。

41　大きな声が出るんですね

主婦Oさんは、脳卒中の発作を繰り返し、今回の再発作では、発声も弱々しく構音障害と嚥下障害が強く出ており、そのためか活気もなく、リハビリへの意欲も見られない状態でベッド上の生活でした。

ある日の入浴時に、看護師が「湯加減はいいですか」と尋ねたところ、「いい湯だな、あはは」となんとなく節を付けておかしそうに言ったのです。いつもやっと聞き取れる程の声が、このときははっきりと聞き取れる普通の大きさの声が出たので、思わず看護師は「いつも聞きにくいけれど、大きな声が出るんですね」と言いました。Oさんは少し気恥ずかしそうに、「ほんとうだね。どうしてなのかな」と身体を縮こめてしまいました。

ほんとうはOさんの笑い声が嬉しかったのに、看護師はうまく声かけができずにガッカリしてしまいました。

このように言ってみてはどうでしょう

Oさんの明るくて大きな声が聞けて嬉しいわ。もう一回聴かせてくださいますか。

Oさんが「いい湯だな、あはは」と言うときに、看護師が「大きな声が出ましたね。もう一回」と声をかけて皆で大笑いをしてみたらいかがでしょう。もしかすると週二回の入浴が楽しみになり、発声も少しずつアップして、笑顔も増えて活気が出てくるかもしれません。

多忙な日常の業務のなかであっても、患者と看護師がゆっくりと話すことができるならば、患者は緊張感から解き放たれてしばしくつろぐことができます。入浴が「よりよいコミュニケーションの場としても効果的である」とすれば、患者の僅かな気持ちの高揚に沿ってタイミングよく共に笑うことで、看護師と患者の心の距離がグッと近づいていきます。

また、笑いの医学的効用には、「笑いを体験することで快感神経を刺激し、脳波の波が増え、情緒が安定し感情が豊かになります」「笑いは人の心を和ませ、引き付ける不思議な力があり、人との交流、社会との交流を深めてくれています」（福岡県保険医協会、修正）などが指摘されています。こうした効果から、大きな発声ができるようになったことが励みになり、また、心が和み、患者の闘病意欲につながっていったのではないでしょうか。

「笑い」には、どんな言葉の共感や励ましよりも、健康に大きな力を発揮する効果があるようです。

＊看護上の留意点

Oさんは「いい湯だな……♪」が笑いを誘いましたが、患者それぞれによって笑いのツボは違います。患者のくつろいだ気持ちに沿って、かつタイミングよくコミュニケーションを進めていくように心がけてみましょう。

42 倒れたらたいへんなことになりますよ

六七歳の女性Pさんは、健診結果はBMI二六・七、体脂肪三七・八%であり、六〇歳から高脂血症の治療をしています。保健師が生活習慣病健診の事後指導のために待ち構えています。「今日の結果ですが、まず肥満があり、さらに血液脂肪が高いです。ご存知でしょうが、この状態が続くと動脈硬化が進み、狭心症や心筋梗塞、脳卒中も起こしやすく倒れたらたいへんなことになります」とまくしたてます。

Pさんは「アー、言われると思った。またお説教ですか。言われてもどうすればよいかわからないよ」と言いました。

さらに保健師の指導が続きます。「血中脂質を減らし、体重を減らすには……」。

Pさんは「はいはい」と上の空。あげくの果てに「はい、そうします」と作り笑顔でお礼を言われてしまいました。

このように言ってみてはどうでしょう

健診が終わってどうでしたか。高脂血症などの心配がありますので、毎日の生活を改善するために少し一緒に考えてみましょうか。

生活習慣病の予防ケアは、生活習慣を自ら見直すことを助けるのがまず第一です。健診結果をどのように受け止めたのか、どうしたいのか、その思いを知るために「開かれた質問」(対話者の応答を引き出していく会話)で問いかけます。そして、なかなか改善できない心情や本音に耳を傾けることです。そうすれば、事例のような場合では、日頃の健康への思いを吐き出し、認識を新たにすることができます。

「……しないとこうなりますよ、こうしなさい」「……してはいけません」の脅かしや否定的指導は、相手の心を閉ざしてしまいます(ブロッキング現象)。そうなるとお互い心のこもった言葉のキャッチボールは途絶え、虚しいやり取りを続けることになります。対象者が努力し、実行している過程を認め、自分の健康に関心を寄せている気持ちを強めていくことが大切です。

自己開示ができれば、「自分のことだからやらなくては……」と心が動き始めます。保健師は、住民自らが健康や生活の見直しができるようなヘルスケアの技術によって、成長を後押しすることが求められます。

＊看護上の留意点

地域看護の対象は、疾患や異常があっても普通の日常生活を送っている人々です。健康の確認として年一回の健診は、健康度の確認とそれに見合う生活技術を共に見直すことがねらいです。何をどのように改善していくか、セルフケア能力を高めていくための決心をサポートすることです。

43　お薬は飲んでいますか

八二歳の女性Qさんに日中の過ごし方や楽しみを尋ね、血圧測定しながら健康状態の確認をしています。

「血圧は一四八と八八ですね。血圧はいつも定期的に測っていますか」「先生にかかっており、前は一九〇もあった」「お薬は飲んでいますか」「一日おきに飲んどる。二週間分の薬を一カ月でちょうどになるよう飲んどるよ。お医者さんもそれでいいとおっしゃったから」。

保健師はもし中断して脳卒中を起こされたらたいへんと、生活の様子をあれこれ尋ねて危険因子を探し始めます。でも、そんな心配をよそに、Qさんは、「特別何もしとらんけどな。ご飯は一膳で我慢しとる。塩辛い物は気を付けとるしね」「グランドゴルフとゲートボールで一日おきに運動しとるよ」。

このように言ってみてはどうでしょう

血圧など定期的に測って、健康管理に気を付けてくださいね。何か不安なことやわからないことがあったらいつでも気楽に声をかけてくださいね。

地域で暮らす自立した高齢者は、疾患をいくつも持って日常生活を過ごしています。

血圧をコントロールしつつ心身ともにバランスよく健康状態が保てていることが最善ですが、前向きな発言が高齢者から聴かれるときは、元気でいることに感謝し、希望が溢れています。保健師は満足した生活や楽しい時間を過ごすための健康増進看護に関わることをとおして、個性的で健康な高齢者像を明らかにすることが大切です。

ウェルネス看護でいう健康上の強みを取り入れることは、希望を与え健全な分野に目を向けることを助けます。そこには、しなやかに生き生きと輝きを与える看護ケアがあります。また集団的なケアとして、地域では健康教育の機会がしばしばあります。高齢者は自己の生活体験から得た健康方法を持ち合わせ、老後の健康への関心は強いものです。健康教育の機会に、閉じこもりが懸念される友人を誘ったり、寝たきり者への友愛訪問などをとおして、高齢者の自発的な活動が始まるような、意図的援助も必要となります。また地域ぐるみで高齢者のQOLを高めるような活動を産み出していきます。

＊看護上の留意点

地域で生活する高齢者にはそれなりの生活習慣ができあがっています。病状の悪化が心配であったり、時には医療を拒否する事例もあります。しかし、ここで出会う高齢者は積極的にサービスを利用し、健康の安心材料を得ることを望んでいます。多少の問題があっても健康面を補強し、ストレスにさらされない、穏やかな日常を保つエネルギーを蓄積する援助こそが必要です。

44　いつものことですね

ある深夜帯勤務の朝のことでした。看護師は担当の患者の処置中です。そんな最中で身体症状の訴えの多い患者Rさんから、いつものようにナースコールがありました。看護師は「どうせまた心気的な訴えだろう」と思い、ちょうど忙しく手が放せない状態だったこともあって、「もうしばらくお待ちください」と答えて待ってもらうことにしました。

十五分ほどが経ち、ようやく処置を終えたところに、再びRさんよりナースコールがありました。「ただいますぐ、うかがいますから」と告げ、Rさんのところへ行ってみました。「Rさん、どうされましたか」とうかがうと、とても辛そうな表情で「少し前から胸がドキドキして、足が痙攣するの」と答えました。看護師は「いつものことですね。大丈夫ですよ」と言い置いて、医師から指示を受けている身体症状の強いときの薬を内服してもらいました。

その後、Rさんと同室の患者の状態を把握するために、一人ひとり状態を聞いてまわり、部屋から帰ろうとすると、Rさんから「何で私ばかりのけものにするの」と言われました。

このように言ってみてはどうでしょう

遅くなって申し訳ありません。もし辛いようならば早く楽になるように薬を用意しましょうね。いつでも私たちが付いていますから大丈夫ですよ。

言うまでもなく、ナースコールは「いのちの絆」であると同時に、「関係の絆」でもあるのです。患者を意味するペイシェントとは、「苦しむ」「忍耐強い」「辛抱強い」という意味でもあります。ときに身体の痛みは薬で抑えることができますが、心の苦しみは人の温かさでしか癒すことができません。

繰り返しのナースコールは、忙しさと疲れがピークとなる深夜勤務の朝には、できれば避けたい気分になることもあります。でも、人の動きの少ないこの時間帯だからこそ患者は不安や恐れにとらわれることも少なくないのです。誰かに助けを求めることが頻回であればあるほど、かえってその背景を理解していくことが大切です。

ホスピタリティという言葉は、客を迎え入れる場やもてなしの心を意味しています。その本質は、「一夜の救いを求めるあなた」を温かく受け入れる癒しの力にあります。頻回に鳴るナースコールの事例は入院病棟ではおよそ稀なことではありませんが、看護の原点に立ち返り、医学的な処置を超えて、温かな気配りや声かけ、笑顔などをとおして、看護師本来の癒しの力を発揮する機会です。声にならない患者の語りかけに耳を傾け、たえず適切な応答をしていくことが癒しの力であることは言うまでもありません。

病気という不条理な体験を自己内だけで受け止めきれない苦しみを、身近な看護師にわかってほしいという気持ちは、患者に共通する「祈り」なのです。

45　家には帰れませんよ

産婦人科病棟です。妊娠三九週に入り、前期破水で入院した初産婦のSさんは、入院後二日経過しましたが、弱い陣痛は続いているものの、分娩には至っていません。二日間、夜間もゆっくり眠れず、疲れがたまっている様子です。

三日目の夜、陣痛は遠のいてしまいました。Sさんは陣痛がないときに眠りたいと思いましたが、病室ではゆっくり眠れませんでした。

付き添っている夫をとおして「ここでは休めません。陣痛もなくなったので、家に帰って休ませたい」と、訪室した看護師に訴えがありました。看護師は「破水しているから、家には帰れませんよ」と言うと、Sさんは涙を浮かべて、黙り込んでしまいました。

このように言ってみてはどうでしょう

二日間もゆっくり眠れていないので疲れてきたのですね。ご主人もSさんのことが心配で辛いでしょう。少しでも眠れるように主治医とも相談してみましょうね。

入院後、経過が長引き、分娩に至らない不安や眠れない疲れが蓄積され、Sさんは不安定な状況になっています。夫の言葉は、Sさんの気持ちそのままなのですが、状態像からすれば帰

宅が許されるはずもありません。「家に帰ってゆっくり休みたいですね。二日間よくがんばってきましたものね。お疲れになりましたよね」などと話し掛けることで、まずは家に帰ってでもゆっくり休みたいという気持ちを受け止めて、Sさんが気持ちを十分表出できるような環境をつくることが必要です。そのうえで、足湯やマッサージ、タッチングなどのリラックスをはかる援助を行うことが有効な対応でしょう。

初産の不安や緊張が長引けば、身体の痛み以上に精神的に大きな負担となります。新しい生命の誕生を前にして、母親としてSさんは当たり前のように我慢と忍耐を求められます。しかし、こうした場面での妊産婦としての負担は予想外に大きく、それゆえに心身のリラックスをはかるための援助が看護師に期待されます。話し相手になるだけではなく、出産に伴う知識や状況理解をもまた折に触れて伝えられるならば、辛さのなかにも希望を感じることができるはずです。

＊看護上の留意点

Sさんのように、前期破水分娩が進行しない場合は膣《ちつ》からの上向性の感染の危険性があるため、入院し管理することが必要です。この必要性を理解できるように利用者の理解力に合わせて説明することが大切です。また分娩第一期は経過も長く、初産婦は不安を感じることも多いものです。この時期は心身ともにリラックスし、分娩にのぞむことが大切になります。

46 あちらでお待ちください

年末の夜に女子高校生が救急で病院に運ばれてきました。彼女は医師や看護師の呼びかけに全く反応しない状態でした。彼女の母親は、すぐに駆けつけて娘の側に行き、大きな声で名前を呼びました。娘は今までに大きな病気をしたことがなかったので様子が理解できず、看護師や医師の処置中もずっと離れずに見守り続けました。不安はますます大きくなり、かなり動揺していました。看護師は母親をこの場から離れさせたほうがよいと考え、「娘さんは大丈夫ですから、あちらでお待ちください」と言いました。しかし、母親はその場から離れようとはしませんでした。母親は手を合わせて「お願いします。助けてください」と訴えました。

このように言ってみてはどうでしょう

お母さん、たいへんご心配だと思います。辛いでしょうが、これからの治療のためにあちらで少しお話を聞かせていただけますか。

安易な励ましや、根拠のない「大丈夫です」という言葉は家族の不安な気持ちを助長することがあります。母親は動揺しつつも、何か娘のためにできないか、どうしたらいいのかを、見慣れない環境の中で模索しているのです。医療スタッフがテキパキと処置している姿は、たしかな安心剤ですが、ときには厳しく冷たく映る場合もあります。治療の邪魔だから外に連れ出すというのでは、当事者たる家族が納得できないことも少なくありません。

治療や予後の説明は後に行われるとしても、いま、この場において、重篤な娘の側にいたいと思う心情は無理からぬことです。まずは母親の落ち着きを取り戻せるように、なおかつ娘のために、何ができるかを考えるために、環境を変えて廊下の椅子や待合室に誘導します。そのうえで、既往歴などの情報を確認すると同時に、家族が状況を理解するための手助けを行うことが大切です。

事故等による急性期の状況は、家族がそれを受容するには心理的負担や困難さが生じます。予期せぬ事態で、死を予感する場合はなおさら大きな不安に陥ることでしょう。初期の段階での対応を誤れば、たとえそれが不可抗力の結果であっても、家族は医療スタッフに対して不信感を抱くことになります。

家族に対するケアは、日本の医療ではわずかに「グリーフケア」として関心が寄せられるに過ぎません。愛する家族の罹患が、重いストレスの始まりになることを理解する必要があります。患者本人のみならず、家族もまた病への準備行動を取ることになるからです。それだけに看護師による言葉がけや心遣いは、その準備行動を力づけ、適応過程を支えていくことになっていくのです。家族への支援は、そのまま患者の治癒力にも繋がっています。

47 簡単な手術ですから心配いりませんよ

妻が患者（夫）の胃がんの手術について主治医から説明を受けています。妻の表情は硬く、医師からの説明にただ小さくうなずくばかりです。

医師の説明が終了した後、その説明に立ち会っていた看護師は、「説明で何かわからないことがありましたか」と声をかけました。妻は、「夫は自分ががんだということを知りません。それに今までに手術を受けたこともないのです」と不安そうに話します。看護師は「Tさん(夫)は、早期がんです。手術をすれば完全に治りますよ」と伝えましたが、妻は「手術で胃を半分も切ってしまっても、今までのように生活できるのでしょうか」と涙ぐんで訴えます。

看護師は、「この手術は非常に簡単な手術ですから心配はいりませんよ。奥様が心配な顔をしているとTさんは安心して手術できませんよ」と励ましてその場を離れました。

このように言ってみてはどうでしょう

ご主人の病気と手術のことがとても心配なのですね。私たちは最善を尽くしますので、どのような些細なことでもかまいませんから、気になることや心配なことがあるときには教えてくださいね。

医療スタッフから見れば簡単な手術であっても、患者や家族にとっては一大事であることに変わりはありません。とりわけ、がん等の疾患であればたとえ知識があっても心情的には公私両面での心配事が尽きません。家族にとっては、告知に対する心理的負担も抱えていくことになります。「胃の切除」は今後のリハビリテーションや生活の回復を考えると、適切な専門的援助なしには、途方にくれることになります。罹病した哀しみや辛さを分かち合おうとする患者と家族の心情を理解することは、看護師の大切な心的援助なのです。

たとえば、がんの告知は、医療スタッフと患者・家族との信頼関係（ラポール）があればこそ可能となります。告知後は、患者・家族が希望を失わず再起していくために、さらにはチームケアの一員として自らの治療にポジティブに関わっていくことができるように、医療スタッフからの支援を欠かすことができません。早期がんや自覚的ながんならばなおさら、予後（罹病した場合の医療上の見通し）を知ることは自らの生き方・暮らし方を考えるうえで大切となります。

病棟では、医療スタッフとして看護師はもっとも身近な存在となります。ときに患者は本心をさらけ出して動揺することもあり、身近であればこそ耳にする患者の態度や心情を受容し、生きることへの力を回復していくための看護が期待されます。「生きがい」をもつことが癒しの力となるように、「最善を尽くしますから」という看護師の言葉は、患者の弱った心をフォローすることになるのです。

48 気弱になったらダメですよ

七五歳の女性Uさんは、糖尿病の血糖コントロールと脊椎圧迫骨折後の腰痛のため、日常生活動作（ADL）が低下し、リハビリのために入院しています。

コルセットを装着して杖歩行が少しできるようになりました。今日も検温時に腰痛を訴えたため鎮痛剤を挿入し、しばらくUさんのベッドサイドで過ごしました。

「あんたはまだ若いのでいいわね。私なんかもう先がないし、このままこんなに痛いのが続いていくと思うと、もう楽に死んでしまいたいわ」と弱々しく話していました。看護師は「気弱になったらダメですよ。がんばってここまで歩けるようになったじゃないですか」と励ましました。しばらく沈黙があった後「そうだねえ、昔は足もブランブランで、トイレも自分じゃあできなかったもんね」と言いました。看護師は何か一瞬ほっとしました。

✢✢✢✢

このように言ってみてはどうでしょう

死にたくなるほど痛いのですね。きっと私には想像できないほどの痛みなのでしょうね。よくリハビリをがんばりましたね。これからも一緒に力を合わせていきましょうね。

患者が生きることへの意欲を失い、弱気になったとき、もっとも頻繁に使われる言葉は「励まし」です。しかし、そんな患者の気持ちにそぐわない言葉もまた「励まし」なのです。

死にたいほどの身体の痛みは、鎮痛剤で抑えることができても、繰り返しの痛みからもたらされる苦しみは、なかなか癒せないものです。看護師の「励まし」に対して、「あなたは若いのでいいわね」と応える患者の言葉の中には、「あなたにはわからないでしょう」という気持ちが込められているのです。

看護師はどうして良いかわからず、「そんなこと言わないでください」と自己防衛に入っています。患者の身代わりにはなれないということからすれば、まず相手の痛みに寄り添うことから始めなければなりません。他者の気持ちをその人の身になって感じ取ることは、他者理解の始まりと言うことができます。

痛みを訴えることは、身体の痛みと同時に、こころの痛みであることも稀ではありません。病院のリハビリはＡＤＬ等の身辺自立に関心が集まりがちです。しかし、真のリハビリは患者が在宅で暮らすための見通しであり、生活の再設計なのです。高齢者の場合はなおさらに、慢性的な疾患のために多くの制約があり、日常生活に心身ともに不自由を感じている場合もあります。明日への不安が痛みを引き起こします。感情の浮き沈みが続きます。だからこそ、看護師の手助けが必要なのです。「私に何ができるでしょうか」という問いは、患者の人生に立ち会おうとする看護師自身の絶え間のない問いかけなのです。

49　とてもきれいな指をしていますね

五歳になるAちゃんには重度の身体障害があるため、肢体不自由児通園施設B学園に週二回通所しています。九カ月の頃から医療機関にて理学療法を受けており、現在もリハビリテーション科にてフォローが行われています。Aちゃんはペースト状のものを全介助で飲食し、手足には麻痺があるため入浴や排泄も全介助で行われています。独力での移動や座位保持もできないため、生活全般にわたって要介護の状態です。

母親のCさんは、Aちゃんの四肢麻痺を苦にしていたことから、療育に前向きに取り組めず、毎晩泣いていたと看護師に打ち明けることもありました。自宅での医療行為に関しては訪問看護師に依頼していました。Aちゃんは言葉を発しないものの、音楽がたいへん好きで、歌を唄ったり、話しかけると時折ニコッと笑顔を振りまいて場を和ましてくれます。

あるとき、看護師がCさんを励まそうと「Aちゃんはとてもきれいな指をしていますね」と話しかけると、Cさんは「手指を使って何かをするということがないからきれいなのですよ」と言いました。看護師は予期せぬ返答に戸惑ってしまいました。

このように言ってみてはどうでしょう

Aちゃんはいろいろの能力をもっていますね。少しずつ確実に成長していく様子を見ていると嬉しくなります。これからもお母さんと一緒にしっかりと応援していきましょうね。

一般的に私たちは自分の手指の美しさを誉められるととても嬉しく思い、善意で受け止めます。しかし、手指が使えないため傷一つない身体を見ていると、障害のある子どもや親はその言葉によって心に深い傷を負うことがあるのです。良かれと思って話しかけた言葉が相手にとってはとても悲しい思いをさせるのです。単に言葉かけの仕方ではなく、障害児の親の気持ちを理解しているかどうかが問われているのです。

Aちゃんの療育について成長の側面から見ていくと、療育活動の中で手の麻痺を緩和するための理学療法を行うとともに、看護師が介助することで豆や小麦粉の感触を味わえるような触覚遊びを行っていました。また、摂食指導も継続的に行われたため、水に口をつけて遊べるようにまで成長しています。

このことは母親や家族だけでなく、看護師にとってもたいへんな喜びとなっています。Aちゃんの発達・成長を母親と分かち合うことは、母親の心のケアにもつながります。介護等で精神的に疲れている母親にとって看護師等との会話は、自らを見つめる機会ともなり、カタルシス（心的浄化）ともなります。子どもの可能性を共有するとともに、親としての辛さや歓びにも共感的に関わることが大切となります。

50 なぜリハビリする気持ちになれないのですか

九年前に脳出血により右麻痺となり、現在は杖歩行しているVさんのお宅を訪問したときのことです。

いつものように、窓際に座りテレビを見ながらウトウトしています。玄関に保健師の顔を見つけて、「どうぞ上がってください」と家に招き入れました。Vさんは訪問のたびに身体の動きが悪くなってきているため、保健師は訪問リハビリや外出などを勧めてきましたが、Vさんはなかなか首を縦に振りませんでした。若い頃はバイクにも乗り活動的でしたが、発病してからは外出するのは通院時だけです。退院以降はまったくリハビリも行っていません。

保健師は訪問のたびになぜリハビリや外出を拒むのかという理由を探っていました。思い切って「なぜリハビリや外出する気持ちになれないのですか」と尋ねてみました。Vさんは、テレビのほうに顔を向け黙ってしまいました。Vさんは病気を受容できていると判断して思いきって尋ねたのですが、まだ聴くタイミングではなかったのかと考えてしまいました。

このように言ってみてはどうでしょう

こうしてお訪ねすると、Vさんの生活の様子がとても心配になります。もしよかったらこれからVさんがどのように過ごしていきたいのか、お気持ちを聴かせていただけませんか。

九年前の罹患はVさんにとってどのような体験であったのでしょうか。トラウマ（心的外傷）となっているのであれば、これを看過しては次のステップにつなげていくことができません。身体が不自由となって以来、自己像の変化（ギャップ）に戸惑って受容できずにいることもあるでしょう。かつて活動的であればなおさらです。もう九年も経っているのだからという理解は、他人事の発想でしかありません。

Vさんがその思いを語り始めていく契機あるいは打ち解けて自分を表現することが期待されていますが、自己防衛的になっているVさんには、なかなか容易ではありません。自己概念が混乱している（否定的になっている）場合、現状を的確に捉え、一歩を踏み出すことはとても難しいものです。これに対してストレートに反応したり、否定的な指示を与えてしまうと、両者の関係は一方向的なものになってしまいます。

「聴くタイミング」かどうかは対話的な関係をつくっていくうえで大切な感受性ですが、他方、自己開示することへの「恐れ」や「不信」に気づき、開示しても大丈夫なのだという雰囲気（関係）をつくるために、保健師自身が「感じている」「考えている」メッセージを配慮して「話す」ことが大切になります。同時に、それは他者の話を「聴く」という姿勢やエネルギーも意味しています。利用者の心情と向かい合い、解決を急ぐことなく、これを引き受けていこうとするオープンな関係こそが対話を生み出していく契機なのです。

51　がんばってリハビリしてくださいね

整形外科の術後三日目の患者のラウンド（巡回）に行きました。ようやくルート（輸液―栄養補給等の目的で行う血管への点滴―）も外されてリハビリが開始になりました。患者は痛みが強くて鎮痛剤を頻回に使ってきました。「痛みは薬やシップで取り除いていくようにしていきます。今後おうちへ帰るのでしたらがんばってリハビリして早く歩けるようになりましょう」と声をかけました。痛みが薬で和らぎつつある段階でした。

最初は穏やかに話していましたが、徐々に怒りの態度に変わってきました。「がんばれ、がんばれってみんな言っていくけど、どれだけがんばったらいいんだ。私は私なりにがんばって痛みに耐えて歩けるようになろうとしてるんだ。これ以上にどんな風にがんばったらいいんだ。がんばれって口でいうほど簡単なものやないんやで」と、立腹してしまいました。簡単に「がんばれ」と励ましていて患者の思いに耳を傾けられていない自分に気づき、配慮が不足していたことをお詫びしてその場を去りました。

このように言ってみてはどうでしょう

たくさんの痛みに耐えて、辛かったでしょうね。少しでも早く元気になるために、私たちも一所懸命に看護しますので、ゆっくりやっていきましょうね。

「がんばってください」という言葉には、励ましや支持の気持ちを伝えようとしているとしても悪意はありません。しかし、これが単に「外交辞令」として形式的に使われるならば、痛みに苦しむ利用者の気持ちを逆なですることになりかねません。「がんばる」の原意は「我意を張る」「我を通す」ということです。病気などによる自己の変容を受け入れがたく感じている人つまり「自我」が激しく揺れて不安定になっている人に対して、「我意を張れ」とはおよそ的はずれな看護だと言わなければなりません。

医師や看護師の評価や基準に合わせて対処することもできず、さりとて病という受け入れがたい「自己像」との辛い葛藤を患者は重ねているのです。これを引き受けていくためには、自己を冷静に見つめて、その変容を受け入れていくための準備（猶予）が必要となります。罹患したことへの失望や後悔の念（気）も含めて病〝気〟なのですから、看護にはこうしたプロセスに寄り添うことが必要です。

弱さや不安を口に出せる（と思った）とき、つまり自己表出が許されると感じたとき、患者はやっと病気に向き合い、他者の言葉にも素直に応じるゆとりができます。「がんばってください」という言葉が「あなたはこうあるべきだ」という諭し（指示言語）に聞こえるならば、言葉に棘《とげ》があるのです。患者が自分の「いま」を語り始める瞬間に立ち会う（聴く）ことができれば、その言葉は「あなたをいつでも迎えます」という優しさを含んだメッセージとなっていくはずです。

52　ちょっとお部屋が臭いますね

明治生まれの女性Wさんは末梢神経障害でベッド上の生活をしています。「歩けない姿を人様にさらすなんて、みっともない。オムツをするなんてもっての外」という気概があります。ある日、訪問すると室内にオムツが干してあり尿臭があります。看護師が「ちょっとお部屋が臭いますね」と言うと、「なんで臭いって言うの。何でもはじめから決め込んでいるから臭うのでしょ」と怒った顔つきになりました。

その後「週三回デイケアに行くことになりました。看護師さんたちもお忙しいことと思いますので家の方へは来なくて結構です」とお断りの電話が入りました。

訪問看護に行き始めて四年、その間に歩行できるようになり、デイケアを利用するまでになっていたのです。

このように言ってみてはどうでしょう

気持ちがいいので空気の入れ替えを少ししましょうか。最近、気持ちよくお手洗いに行くことができますか。

訪問看護を始めて長いお付き合いのあるお馴染みさんです。ついつい緊張感なく「臭いますね」という言葉が出てしまい、彼女のプライドを傷つけてしまったのです。明治の気骨を感じさせます。その人の生きてきた軌跡があり、誇りがあります。利用者である前に、彼女は一人の誇りある女性、つまり彼女の拠って立つ人生の足場が看護師にはっきりと見えていなければ、コミュニケーションをとることはできません。ときに人生の大先輩として接し、コミュニケーションをはからなければなりません。

しかし、老いて誰かに支えられなければ生きられない状況では、その気概や誇りもまた次第にか細くなって、「自分ではなにもできない」という自己否定の契機が、日常の生活場面のいたるところにあるのです。オムツをつけるという体験だけでも、想像を超えた決断がそこにあるのです。

部屋にオムツを干すことのみならず、とくに臭いはデリケートな問題です。本人だけでなく家族への気遣いも大切です。専門職とは言え、他人が家庭に入ってくることに抵抗感があるのは、掃除や洗濯を他人に任せなくてはならないという苛立ちのみならず、身体の不自由さのために排泄等の心配があるからです。老いてもなお精神的に自立していたいという気持ちを受け止めていくことが大切です。

＊看護上の留意点

オムツの取り扱いや処理方法など具体的に指導し、理解を促すことが必要です。不衛生な状態で使用していると、細菌等のために尿道炎を発症することも少なくありません。

53　入院が必要と判断されたのです

精神看護に携わって初期の頃は、措置入院の患者を隔離室で迎え、患者と接する最初の場面で非常に緊迫することが多いものです。

衛生局職員に救急車で搬送されてきた患者は、ときに身体を拘束され、直接隔離室に入室し、そこで拘束を解除されます。この瞬間にひょっとして暴れ出してたいへんなことになってしまうのではないかとか、この場は大丈夫でも後でそういうことになるのではないかとか、勝手に不安を募らせてしまいます。不安が緊張や恐怖を生んで、それで頭が一杯になってしまいます。

患者は「自分は病気じゃないんだ」「無理矢理押さえつけられて、こんな所に連れてこられた。今すぐ家へ帰せ」などと強い口調で看護師に訴え続けます。それに対して、「あなたは隣家の窓ガラスを割って通報され、精神鑑定の結果入院が必要と判断されたのです」などと入院の妥当性を説明しますが、患者の不満にさらに拍車をかけてしまうのです。

このように言ってみてはどうでしょう

突然入院をしたことで、ずいぶん困っているでしょうね。仕事のこと、家族のこと、みんな心配でしょう。あなたが早く元の生活に戻れるように一緒にがんばりましょう。

真っ先に入院の妥当性を説明するなど、患者のケアよりも医療者側の主張を無理強いすることは、さらなる不満、興奮を招くだけでなく、その後の患者との関係づくりにも影響します。病的体験に支配されたりして、落ち着きを失った患者に向き合うとき、恐怖や不安から緊迫した状況となり、看護師としての気配りをすることができません。混乱している状況下でも、初期の段階で看護師の目的を必ず伝え、お互いの目標が同じであることを確認し合うのです。

精神看護においては、とくに援助関係における共感的スキルが重要です。共感能力は援助者一人ひとりによって異なりますが、他者に対して感情を寄せるケアリングが重要と言えます。目の前の患者の姿は一時のもので、今は一番具合の悪いとき。彼を待つ家族、職場の同僚、友人の元へ送り出すために互いに協力して健康を取り戻して行くことが最優先なのだ。そうイメージしてみましょう。

患者が興奮状態であっても、混迷状態にあっても、聞き入れられているかどうかがわからなくても、処置をしながらでも話し掛け、伝えていくことがとても大切なことではないでしょうか。

表面上は「うるさい」などと患者が罵倒しようとも、患者の心の底には、治療を受けようという動機が芽生えはじめているのです。

54　せっかく温泉に来ているのに

認知症状の改善のために入院されている患者Xさんのことです。長年住んでいた家に帰りたいという願望が強くあります。以前していた仕事や役割を忘れられずにいたり、もう立派に成人している子どもや孫のことを心配しています。出口を探したり、帰りの時間を気にしたり、何度も繰り返し同じことを看護師に尋ねてきます。院内での催しでお金を払おうとするXさんに、「七〇歳以上はお金はいらないですよ」などと言っては、その場をやりすごすことがありました。

あるとき、「風呂に入りたくない」と言うので、「せっかく温泉に来られたのにお風呂に入らないで帰られることはないでしょう」と返答すると、Xさんは「えっ、ここはどこですか」と驚いていました。患者の心配事が少しでも減って安心して入院生活が送れるようにと思いつつも、認知症ですぐに忘れてしまうのだからと適当に「嘘も方便」が多くなっています。

このように言ってみてはどうでしょう

体調も気がかりですが、何か気になることでもあるのでしょうか。よろしければお風呂をご一緒しませんか。

スウェーデンのグループホーム・ケアを推進する契機となったバルツァゴーデン（『モタラのバルツァゴーデンからの報告』一九八六年）は、「ぼけても普通に生きられる」ことを証明した実践を紹介しています。この報告書は認知症高齢者が一人ひとり異なった人格をもち、適切な治療環境つまりは敬意をもった看護師との関係によって支えられながら、患者の潜在的な能力を引き出すためには現実の生活を積極的に利用することを示唆しています。

コミュニケーションは視線を合わせ、情報を提供しつつ、じっくりとゆとりをもって進めていくことが大切です。もしすぐに忘れるからと場当たり的な「嘘」を伝えるならば、患者はますます虚構の世界に引き戻され、自尊心を深く傷つけられるに違いありません。肝心なことは、患者の「忘れる」「理解できない」ことが問題なのではなく、それにもまして患者の心が適切な看護関係をとおして安心のうちに楽しい生活体験に充たされているかどうかなのです。「あなたの側に座り、身体に触れ、そしてあなたの声を聴くことができるならば、私はあなたと語り合い、あなたのメッセージを理解することができる」という過程を大切にすることです。

前述の報告書は、「適切でほどよい期待をすること」が大切な姿勢であることを教えています。

＊看護上の留意点

患者の話していることや考えていることがその場の状況と違っていても、その患者の生きてきた生活観や人格を大切にし、言葉や行為ではなく、その心情において意図するところを理解してください。

55　点滴を安全に行うための拘束です

縊首《いしゅ》による自殺企図があり、症状が改善した後にYさんが転院してきました。精神科への入院は初回です。持続して点滴を施行中です。意識ははっきりしており、しきりに点滴を嫌がりました。看護師が両手を押さえていないと点滴を自己抜去しようとします。指定医より胴、四肢の身体拘束の指示が出ました。「どうして私にこんなことをするの」「(拘束を)外してほしい」「いつになったら外してくれるの」。Yさんは涙をためて興奮気味に訴えました。「点滴を安全に行うための拘束なの。だから拘束させてください」。看護師の言葉にYさんは納得せず、拘束されるまいと手足をばたつかせました。「あなたの体を守るために拘束させてほしい」と看護師は言葉をかけました。しかしYさんは「体なんか守らなくていいのよ」とさらに抵抗を強めてきます。看護師がかけた言葉で今以上にYさんを追いつめてしまったような気がして、この後に言葉が続かなくなってしまいました。

このように言ってみてはどうでしょう

今はたいへん辛いと思いますが必ずよくなります。そのために必要な治療をこれから行いますが、安全のためにしばらくの間我慢をしてくださいね。

原則的に「身体拘束」は許されるはずもありません。医師の指示のもとに行われたとは言え、「拘束」が必要だという根拠は、医療スタッフの判断にあるのではなく、患者のリスクのなかにこそあるのです。

本例の場合、「意識がはっきりしていて、点滴を嫌がる」状況で、それでも点滴という「作為」(意図的で積極的な行為)を続ける意義をまず確認しなければなりません。「治療内容」とこれを達成する「治療方法(点滴)」との間を埋める説明が事前にあり、患者がこれを受け入れているかどうかがまず最初の一歩です。安全という歯止めもまた、リスクが明確に予測し得る場合にのみ可能であり、我慢を強いるときはその理由を明確にしなければなりません。

フィジカル・ロック(身体拘束)のみならず、医療ではドラッグ・ロック(薬物による抑制)も少なくありません。看護の立場からすれば、拘束することなしにアプローチする方法や視点を積極的に検討する必要があります。「嫌がる」には患者なりの「根拠」があるからです。

＊看護上の留意点

「点滴を安全に行うため」と言っているのは看護師側の理由なのです。このような状態のとき、看護師が何を言っても患者は納得しないことも少なくありません。拘束時その必要性をきちんと説明しておくと、状態が改善したときに自分を守るために拘束したのだと理解してもらう契機となり、その後の医療者に対する不信感を軽減することができます。

56 検査できないから困りますね

ある町の公民館で高齢者の健康診断が行われました。受付を済ませて、血圧を測定してから尿検査をしました。

トイレから出てきた七三歳のZさんは、検査技師のところに紙コップを置きましたが、その紙コップを見て検査技師が「Zさん、これおしっこだけ？　水も入っていませんか」と言いました。Zさんは困った顔をして恥ずかしそうに、「すいません、出かける前にトイレに行っとかないと困るから、家で済ませてきてしまいました」。「だから水入れて増やしたんですか……」と検査技師は言いました。保健師もまた「Zさん、お小水出なかったら、検査全部終わってから最後にしてもよかったんですよ。水を混ぜたら検査できないから困りますね」と言いました。

このように言ってみてはどうでしょう

ごめんなさいね。私が受付のときにきちんと話をしておけばよかったですね。次の検査を先にしましょうか。もしお小水が出るようになったら受付に来てください。紙コップをお渡ししますからね。

恥ずかしいことなのに、Zさんはみんなが集まっているところで検査技師と保健師から注意を受けました。検査に順番があることを知っていたのでどうしても、尿検査を終えようとしていたのでしょう。受付の段階できちんと注意事項として説明しなければならないことです。Zさんが申しわけなさそうに話しています。これに対して「こちらの方こそきちんと説明してなくてごめんなさい」と謝ることで、その場の気まずい雰囲気を変えることができます。

保健師にとってはよくわかっていることでも、一般の人とりわけ高齢者の場合は、ときに検査の意味もわからず、ただ指示されることに従うだけです。でも、その一つひとつに個別の対応の仕方があるとすれば、往々にして間違いを起こすことも少なくありません。たとえば尿検査やレントゲン検査などよく体験する検査のみならず、バリウムによる胃の検査や大腸検査などの場合は、その準備のためにさまざまな手続きが必要となります。高齢者にとっては緊張を強いられる難しい体験となります。同じ間違いをしないように、わかりやすく説明をしなくてはなりません。そして気にしなくていいように、次の検査が終わってからでもいいし、最後の検査が終わってからでも大丈夫であることも付け加えなくてはなりません。

高齢者にとっては、検査の結果もまた気になるところです。持病があることもありますので、検査の意味とその結果を理解するために優しくわかりやすく説明し、在宅での暮らしでは具体的にどうすれば良いのかということも付け加えて丁寧に助言することが大切となります。

57　先生も駄目だと言われているでしょう

病院で医師から辞めるように言われていたバナナを糖尿病患者Aさんは食べてしまいました。毎日、食前に血糖を測定し、インスリン注射をしていますが、バナナを二本も食べた影響で血糖が上がってしまいました。

同室の患者が担当の看護師に「先生に駄目だと言われているのに、お見舞いにもらったバナナを食べてしまったんですよ」と言いました。Aさんは「食べたら駄目だと言われて、ずっと我慢して、今日入院して初めてバナナを食べてしまったのです。一本食べたらおいしくて、一本も二本も一緒だと思って食べてしまいました。すみません」と詫びていました。

看護師は「ええっ、バナナを食べたの！　先生も駄目だと言われていたでしょう。一本と二本では影響が違うんですよ。これからはほんとうに気を付けてください。私はAさんが早く退院してほしいから言っているのですよ」と励ましました。

このように言ってみてはどうでしょう

今日の調子はどうですか。入院中はいろいろと規制がありますが、Aさんが退院しても続けられるように一緒にやっていきましょう。我慢できなくなったら、いつでも相談してください。

いきなり患者に向かって、はじめの言葉が「ええっ、バナナ食べたの！」と威圧してしまうと、患者は何も言えなくなって会話が続かなくなります。一本と二本ではもちろん身体に与える影響も違いますが、間違った知識や対応であったということだけを指摘しているように聞こえます。なぜ、食べてはいけないかということからきちんと説明しなければなりません。

「早く退院してほしいから」と励ましのつもりで言った言葉も、患者によれば医師の指示すら守れないし、看護師にもきつく言われたし、きっと早く退院してほしいのだ、と反感や失望を感じる人もいるでしょう。現状では、病院経営の面から入院期間がある程度決まっていますので、「追い出される」と不安を感じる高齢者もいるかもしれません。

患者は約束事を守れなかったことで担当の看護師に顔を合わせづらいと感じているかもしれません。まずは、身体や最近の出来事、簡単なあいさつをして、今まで我慢できたのだから「これからも一緒に続けていきましょう」「いつでも支援します」という気持ちが伝わるように励ますのがよいでしょう。

糖尿病という一生付き合っていかなくてはならない病気には、病状のコントロールと悪化・合併症の防止が退院しても続けられるように、看護師自身が目的をしっかり把握しなければなりません。そして看護師自身の眼で状況を確認してから相談していくべきでしょう。とくに同室の患者がいる場合は、話す場所を変えて患者の本音を聞くことも大切となります。

58　これ以上お水は飲めませんよ

心臓バイパス手術三日後、水分摂取制限のある患者Bさん。看護師が訪床すると、ペットボトルのジュースを飲んでいます。

「のどが渇いて仕方がない。もう一本買ってきてもらえんかな」と看護師に訴えてきました。看護師は「Bさんは、心臓の手術をしたばかりなのですよ。そんなにたくさんお水を飲んだりしたら心臓に負担がかかってしまいますよ」と注意を促しました。

Bさんは「のどがカラカラで我慢できない。いいからもう一本買ってきて」と強い口調でさらに訴えます。看護師は、「一日八〇〇ミリリットルまでと決まっていますので、もうこれ以上お水は飲めませんよ。せっかく手術をしたのに、また苦しくなってしまいますよ。我慢してくださいね」と伝えて部屋を出ました。

その後、Bさんは家族にジュースを買ってきてもらい、制限以上の水分を摂取してしまいました。

このように言ってみてはどうでしょう

お水を飲みたい気持ちはとてもわかります。とても辛いでしょうが、心臓への負担を軽くするために、しばらくは決められた水分量を守ってくださいね。少しでも楽になるよう

私たちと一緒に工夫してみましょうね。

疾患や状態像によって水分制限や活動制限があることは稀ではありません。他方、医師や看護師に隠れて患者が禁止項目（酒やたばこなども含めて）を破ることは、単に患者の意志が弱いとか、自覚が足りないというだけではなく、自己の状態像が十分に理解できていない、あるいは明日に対する目標や希望がない場合にも起こることです。

患者は疾患について過小（ときに過大）評価して目前の苦痛から逃避することもありますし、ストレスが大きい場合は自棄的になることもあります。いつも自分の病状ばかり気にしている（我慢している）患者だからこそ、一時的であっても安らぎを得たいと思うのです。もう完治することのない疾患の場合は、失った健康への葛藤、病気との共生への戸惑い、そして深く傷ついた自尊心への嘆きが、状態像や問題行動の背景にあります。

「我慢」がただ重圧をかけているに過ぎないとすれば、ただそれを強いるのではなく、そうした努力にも目標や方法を示し、何らかの工夫を考えていくべきでしょう。たとえば術後の食事や運動などのリハビリ・プログラムを説明したり、患者の生活スタイルに合わせて一緒に考えることも大切です。

59 重複受診を避けるようにすべきですよ

保健師が行う多受診・重複受診に関する訪問指導での一場面です。Cさん本人の自営業の店先にて面接しました。

Cさんは、心臓疾患のために総合病院と地域の開業医に同じ疾患名で受診しています。それぞれの医師に悪いからと、同じ効果のある薬を重複してもらい、片方の薬は飲まないで捨てていました。Cさんは、普段は地域の開業医にかかっていましたが、調子が悪くなったら即入院させてくれる総合病院の医師とも関係を切りたくなくて重複受診を続けていました。

保健師は「適正な医療の提供」という考えから、「二人の先生にかかるという重複受診をしているようですが、重複した薬の処方を避けるようにすべきですよ」と話しました。Cさんは下を向いたまま返事をしませんでした。

このように言ってみてはどうでしょう

お薬は飲み過ぎても害になるし、高価な薬を飲まないで捨てるのはとてももったいないことです。いざというときにどう対応することができるか、開業医の先生に相談しておくとよいですね。私から相談してみましょうか。

Cさんは、心臓疾患という病気から普段の不安は大きく、大きな発作が起こったときは、開業医では対応できないことを承知しています。片方の薬を捨てていることに罪悪感を感じながらも今の通院を続けていきたいと考えています。また医師への遠慮から、総合病院にかかり続けていることが地域の開業医を信頼していないと思われたくないという気持ちがあります。

こうした背景を踏まえてCさんの不安な気持ちに寄り添い、返事をしない理由を想像して、声をかける言葉を選ぶことが大切です。Cさんなりの理由があり、そのうえで行動しているのですから、どうしたらいいかをじっくりと相談し合う姿勢が必要です。病気や医療について知識や意識はあっても適正な行動に至らない理由が理解できなければ、相手の行動変容までのアドバイスはできないからです。

言うまでもなく、心臓は身体の中でもっとも大切な臓器であり、その支障は即命にかかわる問題です。いざというときにはすぐ総合病院に入院できる体制があることが不可欠です。日頃の生活での不安に対して、たとえわずかでもこれを軽減したいというのは、当事者の心情としてよく理解できることです。ただ、それを実現する方法が間違っていますので、これを支援して、機会を見て主治医に相談するための代弁機能が期待されます。つまりアドボカシー・ロールです。サービスを受ける際に、立場的に弱い患者はできるだけ医師の心証を害さないように、そしてサービスをスムーズに受けることができるように心を砕いています。その心情に対して単に助言するだけではなく、代弁する機能こそが重要となります。

60　規則で付き添いはできません

明日、陰茎がんの手術を控えた三〇歳代半ばのDさんが、「もう少し、家内にいてもらっていいですか」と、面会時間を気にしながら話し始めました。夫妻の悲壮な表情が、看護師にも伝わってきました。Dさんの病状はかなり深刻で手術は陰茎切除を含む回腸による尿路の変更術であり、リスクが高いと聞いていました。夫妻には子どもはなく、手術に至るまでに一年以上悩み、手術しないでも治療してくれる病院を探したとも話していました。手術前夜には、睡眠剤の内服指示もあったのですが、もうしばらく後にすることにして退室しました。

二一時過ぎに訪室すると夫妻は微笑み合いながら会話していました。「睡眠剤は飲まなくてはいけませんか。家内と今夜はこうしていたいのですが」とDさんは言いました。看護師は辛そうに「でも、病院の規則で付き添いはできないことになっているのです。申し訳ありません」と伝えると、夫妻はとても悲しそうな顔で見つめ合っていました。

このように言ってみてはどうでしょう

お気持ちはとてもよくわかります。一応病院の規則がありますので、ご希望に添えるかどうかまず当直の医師と相談してみます。しばらくお待ちください。

大きな手術を控えて、たとえそれが死に至る病でなくても、愛する家族にはその苦痛を和らげ、共有しようとする心情があります。カイロス（意味ある時間）は、体験や状況を共有する関係において受感できる「生きられた時間」にほかなりません。明日の手術を前にして心配や不安に戸惑うのは、患者である夫であり、これを気遣う妻なのです。たとえ病院でそこに働く医療従事者の行動や目的・関心を軸にしてルールが決められているとは言え、病室の患者・家族はときに全く異なった時空間に生きていることを看過することはできません。

この事例の実際の経過は以下のとおりです。「一緒にお休みになったらいかがですか。当直の先生と相談してみます」と担当看護師は声をかけ、当直医師と相談したうえで、睡眠剤は内服せず、付き添いの許可を伝えました。付き添いベッドを準備しようとしていたら、「看護師さん、ベッドは結構です。いっぱい話して疲れたら、主人の横に入れてもらいます。本当にありがとうございます。家に帰っても一人泣くだけでした。側にいると安心するのか、思い出話や旅行に行く話でとても楽しんでいます」と妻が語りました。

二人の笑顔に送られて部屋を出て行く看護師の気持ちは、どれほどに清々しいものだったでしょうか。どんな睡眠剤や緩和剤も彼らのカイロスを充たすことはできません。病室はときに患者・家族には互いの心身をいたわり合う場でもあるのです。この事実を踏まえてこそ看護は癒しの力をもつことができるのではないでしょうか。

61 ないものはどうしようもないよね

精神科開放病棟にいたEさんは、外泊直後から、周囲に対する被害的な妄想が活発となり、易刺激的な状態（刺激を受けやすい状態）で、開放病棟のスタッフに説得されながら閉鎖病棟に転入してきました。

私物整理を対応した看護師に、Eさんは「荷物の中にヘアブラシがない。あいつらに盗られた」などと大声を上げて興奮しています。

看護師は「忘れ物がないか確認してみます」とEさんをなだめて開放病棟へ電話で問い合わせましたが、「忘れ物はない」との返事でした。そこでEさんに「連絡してみましたが、ないそうです」と伝え、納得してもらおうとしましたが、「ないはずはない。ちゃんと探せ」との要求に「ないものはどうしようもないよね」と困って言い返しました。

その後もEさんは何度も興奮しながら訴えに来ました。Eさんに怒りの矛先を向けられたその看護師は対応しきれなくなり、その場から逃げ出したい気持ちになりました。

このように言ってみてはどうでしょう

大切なヘアブラシがなくなってたいへんですね。心当たりの場所があれば探してみますので教えてくださいね。私が確認をしてきます。

躁状態で易刺激性が強くなってしまったEさんは、焦燥感や周囲の刺激への反応で、一つのことを集中して継続することができません。そのような状態では私物の自己管理もうまくできず、私物をどこかに置き忘れて紛失してしまうことがよくあります。

今回のように、急遽閉鎖病棟への転棟が決まり、私物をちゃんと確認する余裕もなく、半ば納得がいかないまま連れてこられた患者は、転棟先の私物整理中にトラブルが起こることがあります。Eさんの場合も今回の転棟に不満を感じ、「なんとか要求に応えてもらいたい」という思いが強くなっていることを配慮し、症状の特徴から私物が紛失しやすい状況にあることをまず理解する必要があります。

事例の看護師の対応も、Eさんが抱えている問題を最終的に解決できるものではありません。Eさんの「訴えに応えてもらいたい」という思いに対して、事務的に問い合わせて、その結果を伝えることで、それ以上は関わろうとしない姿勢もあります。他方、Eさんの話をよく傾聴し、誠意をもって応えようとする姿勢もあります。Eさんが紛失した物の直接的な解決には至りませんでしたが、感情面の整理に大きく役立っています。実際、この対応を何度か繰り返すうちに、Eさんは「よくやってくれてありがとう」と納得し、信頼を獲得することができました。

もし、事務的な対応を続けていたなら、「あの看護師は何もしてくれない」と攻撃の対象にされていたかもしれません。

62 私が聴いて眠れるようになるのですか

消灯時間後、精神科で二〇年の入院歴をもつ五二歳のFさんが、不眠のため何度もナースステーションに来ます。ヘッドホンステレオを持参してFさんの趣味である音楽を聴いてほしいと看護師の耳に強引にもってきます。日中は、他の患者にも同様の行為を繰り返すので敬遠されがちです。

この晩もあまりに強引なので一曲だけ聴くことにしたのですが、Fさんの態度は止まりません。看護師は思わず「夜勤帯は、看護師の人数が少ないのだからこれ以上聴くことはできません。私が聴いて眠れるようになるのですか」と言ってしまいました。

Fさんは「自分にとって音楽は薬以上の物。せっかく看護師さんの気持ちを癒してあげようと思っていたのに」と怒り、自室には戻りましたが、深夜二時まで起きていました。

看護師は、感情的に返答したことを後悔していました。

このように言ってみてはどうでしょう

あなたの大好きな音楽を紹介してくれてありがとう。今はとても忙しいので音楽をゆっくり聴くことはできません。時間の空いたときにまた聴かせてくださいね。

夜勤帯になると不眠だけでなく、患者はさまざまな気持ちを訴えてきます。日中のにぎやかな時間帯よりも静かな夜間のほうが相談をしやすい雰囲気が生まれます。

このFさんの場合も訴えは夜間に多いのですが、自分の趣味である音楽を聴いてほしいという間接的な訴え方をしています。Fさんなりのコミュニケーション手段なのです。

遠まわしな表現は、受け手の気持ちのゆとりにも影響してきます。相手に好ましくない感情を持っていることは、訴えを理解する前に壁となり問題を見えにくくしているのです。看護師はその感情をコントロールして受容的な態度として表現する力が求められます。

ただ夜勤帯は看護師の人数が少なく、一人ひとりの患者に十分時間をかけることが難しいのが現状です。そんな状況であっても、患者は気持ちに添った言葉を待っています。看護師の都合を伝えるだけでは、Fさんの共有してほしい気持ちを満たすことはできません。

別の日にも同様の訴えがあり、今度はヘッドホンステレオを借りてみたところFさんは速やかに入床されました。このことから音楽の共有は、気持ちの共有を意味していたことがうかがえます。その場の短絡的な気持ちに任せてしまっては交差的な言葉のやり取りとなってしまいます。相手の気持ちをまず受け止めたのちに、状況の理解を求めることも必要です。

「つい言ってしまったな」と後悔するような言葉については、謝る勇気も良い関係を築くことへとつながっていきます。言葉に思いやりを込められるゆとりは、こうした振り返りを繰り返して生まれてくるものです。

63 誰だってびっくりしますよ

精神障害者のグループホームで一人の患者が突然に死亡しました。発見したのは患者Gさんです。Gさんは精神科に通院していますが、そのときは落ち着かない様子で病院の外来待合室に来ました。外来担当の看護師がそれを見て「どうしましたか」と声をかけました。Gさんはたいへん興奮気味にその様子を話し始めました。看護師は外来の一室に案内し、ベッドに横になるよう勧めました。

臥床したGさんに「あなたが見つけてくれたのね」と尋ねると、「本当にびっくりしたよ。俺、変になっちゃったのかな」と言うので、看護師は「そんな場面に出会えば誰だってびっくりしますよ」と言いました。Gさんは「あっ、そうか。誰だってそうだよね」と言って、「そうだよね。俺、変じゃないよね」ともう一度言いました。

このように言ってみてはどうでしょう

あなたの気持ちはよくわかります。人の死に立ち会えば、驚きや不安、悲しみで普通のときの自分ではいられなくなるものですよ。いまの気持ちを少し話してみると落ち着きますよ。

「危機」とは、極度の不安な状況で、喪失に直面したり、または喪失への脅威に対して、それまでの自分の対処法では処理できないような状況を意味しています。この危機モデルにおける第一段階の「衝撃」とか「ショック」と言われる時期には、不安・混乱・パニック・精神的打撃などが見られます。精神疾患の患者は不安への適応能力が低いため、患者の状況をすばやく察知し、危機介入する必要があります。外来ではとくにその機会を逃さないよう普段から挨拶や声掛けをして、患者の情報収集及びアセスメントを行い、タイミングよく看護介入できるようにすることが大切です。死（体）に出会うという非日常的な体験は、知的には整理できても感情的にはなかなか受け入れていくことができません。その体験を述べることができるように促していくことがここでのポイントです。

次に、混乱している状況から冷静さを取り戻すために静かな場所を提供することです。そこでの看護師の傾聴は、患者が一人で処理しきれないでいる問題を共有し、話を要約することで患者の注意が自己とその行動へ向き、患者の自己への気づきを促すことになります。もし罪悪感や喪失感がある場合には、なおさらにその心情に対する心的な浄化作用が必要となります。つまり患者の揺れる感情を手伝い、これを一緒に仕上げていく過程が不可欠なのです。患者が不安を言葉で表現することができるならば、その主観的な状態を対象化できるように援助しなければなりません。また、言葉にならないとしても、患者の傍らにそっと寄り添い支えつつ、危機への対処が順調に進むよう見守ることも大切です。

64　もう少し音量を下げて聴きませんか

精神科に勤務して三カ月が経過した頃、長期入院の統合失調症の男性患者Hさんが、他の患者数人がテレビを見ているホールに、ラジカセを持ってきて大きな音量でFMラジオの歌を聴き始めました。いつも無言で怖い存在であったため、他の患者は我慢していましたが、しばらくして一人の女性患者が看護師に不満を訴え、トラブルに発展する可能性が出てきました。

看護師はHさんと信頼関係がまだ築けていなかったため不安がありましたが、直接に話をしに行きました。はじめは流れている曲を話題とし、楽しいという気持ちを共有する中で、電波の入りはホールが一番良いので持ってきたことがわかりました。看護師はそれに同意しながらも、「もう少し音量を下げて聴きませんか」とお願いした途端、それまで笑顔で会話していたHさんが、勢いよくラジカセを取り、怒りながら病室に戻って行ってしまいました。

看護師はこの機会に自分が楽しくても周囲の人のことを考えなければならないと気づいてほしかったのですが、その後Hさんによる看護師に対する非難が続き、静観するしかありませんでした。看護師の伝え方が他にあったのではないかと考えてしまいました。

このように言ってみてはどうでしょう

このホールの電波が良いということですが、みなさんがテレビを見ていますので、あなたも良い音が聴こえないでしょう。院内で電波の良い場所を見つけに行きませんか。

集団生活を余儀なくされる入院は、長期化すれば人間関係の調整が不可欠となる出来事が多くなります。潜在的な葛藤が増えて、我慢を強いられることも少なくありません。ときには葛藤が顕在化してトラブルが起こりますが、看護スタッフからすれば、この対応が気苦労の原因となります。患者一人ひとりの興味・関心は異なりますから、ときに利害が衝突することもあります。

精神障害のある患者の場合、看護師との信頼関係、病識の多様性、状態像の変化など、気遣うことも多くなります。こんなとき、集団ルールや管理主義（同一管理・集団行動）を優先すると、個別の理解や対応を妨げてしまいます。患者は入院生活でできるだけ自己のための時空間（自由な生活領域）を確保しようとします。

入院（拘禁）における患者の適応（調整）行動の一つに状況への無関心化があり、他方では職員との関係における被妥協的な態度があります。看護師は前者には寛大ですが、後者には抑圧的・指示的な姿勢になりがちです。一人の病める人間が、病棟の限られた環境でも積極的にアイデンティティを確認していくことができるように、看護をとおして生き生きと患者の心をとらえていく働きかけが大切となります。Hさんを避けることなく対話してみてはどうでしょうか。

65 しばらくしまっておいたのですよ

夕食のとき、看護師はIさんの部屋に声掛けに行きました。Iさんは、憮然とした表情で「あんなところに置いたら家の人が来てもわからんでしょう」と言われました。看護師が何のことかわからず尋ねると、Iさんが時々使用している車椅子のことでした。足の弱いIさんは転倒の危険がありましたので、時々車椅子を使用していました。

その日は、病院監査がありましたので物置にしまっておいたのです。Iさんにはその説明がなかったので怒っていたのです。看護師は「監査の都合でしばらくの間しまっておいたのですよ」とその理由を話しましたが、「嘘ばっかり言って」と、かえってIさんの疑いの感情を強くしてしまいました。

このように言ってみてはどうでしょう

車椅子がいつものところに見えなくて心配だったのですね。先に説明をせずにすみません。これからは必要なときはいつでも使えるようにIさんの見えるところに置いておきます。

ほんのわずかな行き違いが不愉快な体験を引き起こすことがあります。「理由を話すのは、I

さんの気持ちが落ち着いてからでもよかった」と担当の看護師は語っています。車椅子を使うことは少ないのだから、片付けてもかまわないという判断がありました。Iさんにとって使う機会が少ないからこそ、かえってその機会は貴重でもあり、いつも目に見えるところにあることで安心感がありました。だから事前の了解なしに、病院の都合で処置してしまったことへの抗議の意味もありました。そのため形式的な説明がますます憤りを深める結果になっています。

他者の存在や価値を認め合うための働きかけに「ストローク」という交流分析の概念があります。ストロークとは「はたらきかける」こと、つまり人は互いに認め合う関係を求める欲求をもっていることを意味しています。自他の成長や安定につながる「肯定的ストローク」と、その逆である「否定的ストローク」があると言われています。本例に見るように、往々にして入院が長期になればなるほど、院内での生活スタイルや「患者役割」(T・パーソンズの概念)を身につけて、かえってそれが狭い人間関係をさらに窮屈なものにしてしまうことも稀ではありません。

患者―看護師の関係は、目的的につながる一元的な役割関係ですので、患者は対象化されてしまいがちです。一見すると、ストロークがどう働いているかがわからなくなるのですが、患者の立場からすれば、否定的ストロークとして強化されていることがわかります。自己の存在が無視されたり、否定されたりすれば、それはおよそ心地よいものではないからです。

病院という限定された空間では、互いの立場ばかりが強調される傾向にありますが、看護とはこの立場を超えて互いに成長し合う関係に立つことだと言えましょう。

66　わがままばかりで大人げないですよ

準夜帯二〇時過ぎの出来事でした。

長期入院患者のJさんは、毎日二〇時になると六人部屋の電灯のスイッチを消してしまいます。Jさんはいつも睡眠がうまくとれないので、この時間に眠るように工夫していました。でも同室のKさんにとっては不満であり、その日は我慢できずにJさんに向かって「二一時まで電気をつけておいてほしい」と言いました。

その結果、二人は口論となりKさんが険しい表情で看護師を呼びに来ました。「何とかしてください。病院の消灯は二一時が決まりでしょう」と口調を荒げて言いました。

訪室して話を聞きましたが、収まるどころかエスカレートし、その場の話し合いは収拾がつかなくなりました。Kさんに対して「どちらもわがままばかりで大人げないですよ」となだめましたが、その日の話し合いでは結論が出ず、そのため一旦Kさんをその場から引き離して看護室に案内しました。

このように言ってみてはどうでしょう

Kさんが怒るのも無理ないですね。でも今日のところは消灯まで談話室にいてもらえませんか。この問題は明日にも話し合って一緒に考えていきましょう。

集団生活を余儀なくされる入院では、隣人との付き合い方はなかなか難しいものです。生活歴や病歴が異なるだけではなく、睡眠リズムの違いやイビキ等の音もまたお互いの苛立ちを増幅していきます。入院期間が短く、忍耐の限界を超えなければトラブルは回避できますが、長期入院の場合は、病室での精神的な力関係も作用して歪《いびつ》な人間関係が生じていきます。

一般的に病院は、入院に際して機能的に患者を分類し、それぞれの部屋の配置を決めていきます。類似性は同じ疾患名であるか、同性であるかどうかという程度に過ぎません。しかし、慢性疾患として長期化していくとき、当然のように患者間の「相違点」がクローズアップし、何かと摩擦を引き起こしていくのです。これは病院という環境が生み出した「文化的摩擦」と呼ぶことができますが、看護師によるアカウンタビリティ（責任をもった説明）やオリエンテーション（積極的な導入）があれば、患者は状況を理解しつつ、他の患者との波長合わせをスムーズに行うことができます。ささやかでも病める者同士の支え合いや勇気を得ることもあり、またそれゆえにこそ我慢や忍耐を強めていくことができるのです。

本例では、患者の怒りの原因を理解して、患者間の距離をおくことで一旦は患者の怒りは軽減することができましたが、ジレンマを引きずったままです。このような状況では、個々人の自制力に期待する対処法よりも、よりよい関係づくりを積み重ねていくための援助が必要とされるのです。看護師がコミュニケーション技法の習得について強い関心をもつ理由がここにあります。

67 先に主治医と相談してください

夕食時、Lさんは食事に手をつけずホールに設置されている公衆電話をかけていました。数分後、Lさんは、受話器を手にし、看護師を手招きしました。看護師に電話を代わってほしいという合図でした。

看護師が電話を代わると、相手は警察だったため、あわててすぐに「すみません、Z病院の入院患者さんなんです」と謝り、電話を切りました。そばにいたLさんに「退院のことであれば警察に電話する前に主治医の先生と相談してください」と話したところ、Lさんは、看護師の対応に「お前じゃ役に立たん、病気でもないのに退院させてくれないことを、俺の代わりに言ってほしかったんだ」と怒って離れていきました。

このように言ってみてはどうでしょう

警察に電話するほど退院のことが気がかりなんですね。気がつかなくて申し訳ありませんでした。もしよろしければLさんのお気持ちを聞かせていただきたいのですが。

病識とは「精神的疾患を持つ者が、自分が病気だと自覚すること」(広辞苑）と定義されています。それは自らの病気の理解をもつことだけを意味しているのではなく、患者がいま置かれた「現実」に耐えられるかどうか、よしんば耐えられたとしても病気と付き合いつつ生活を変えていく勇気をもつことができるかどうかもその意味に含まれているのです。

耐性や勇気をもつためには、治療に対する期待がなければなりませんが、他面で、効果が期待できなくても、治療に対して希望をもち、医師や看護師との信頼関係があるかどうかも大きなポイントです。病気は医療からすれば「治癒」すべきことだとしても、患者にとってその体験は「生きることの意味」への問いかけとして悶々とすることになるからです。

精神的疾患であればなおさらに、「病んでいる私自身」との対話を避けて通ることはできません。「病」と「治癒」との境界線が患者にとって曖昧な面があるからです。さらに、患者の心象風景だけではなく、人間関係も大きく変わっていくからです。

これからの自分の人生史を思い描くなかで、病気であることによって変わっていく情況を理解し受容できなければ、「患者」として生きていくことはできません。看護師がこの体験的世界を受けとめてこそ、わかりあえる関係の礎をつくることが可能なのです。

＊看護上の留意点

長い病歴があり、病院も転々と移り、入院生活をしてきたLさんは、病識の欠如のため「自分は病気ではない、退院して働くことだってできる」と幾度となく訴えてきています。「またか」という気持ちではなく、そのたびにまずLさんの気持ちを受け止めていくことが大切であり、現実の状況を時間をかけて受け入れてもらうことが必要です。

68　とくにうるさいようには思えませんが

Mさん（五八歳、男性）は、二五年前に腎臓がんのため、右腎臓を摘出しました。その後、がんはいろいろな臓器に転移し、今までに脳や肺などの手術を五回、化学療法などを何回も受けてきました。三年前、再びがんは脳に転移し、Mさんは視力を失いました。

今回は放射線治療の目的で個室に入院して一カ月になります。視力がないため周りの音にとても敏感です。他の患者や面会の人の声、業務に伴う音などがうるさいと怒っています。しかし、ドアや窓を閉めると閉塞感があるのでドアや窓を閉めようとはしません。

夕食を介助する看護師に「この病棟はうるさくて仕方がないよ。眼の見えない者にとってはすごく耳障りだ。何とかしてくれ」と言いました。看護師は、「この病棟がとくにうるさいようには思えませんが……。まず、窓とドアを閉めたらどうでしょうか」と言ってしまいました。Mさんは怒って、夕食の膳を床にたたきつけてしまいました。

このように言ってみてはどうでしょう

周囲の音がうるさく感じられるのですね。申し訳ありません。ドアや窓を閉めるわけにもいかないようですし、どのように改善すればよいのかご意見をいただき、一緒に検討していきましょう。

Mさんは、この何十年もの間、がんとの闘病生活を送ってきました。治療をしながら何とか仕事を続けてきたのですが、視力を失ってからは、それもできなくなってしまいました。友人も少ないため、他の患者のところに来る見舞い客などの声にはとりわけ腹が立つようです。

看護師たちも、Mさんの辛い気持ちは理解できるのですが、ドアや窓も開けたままで、聞こえてくる音を静かにしろと怒るMさんには、ほとほと困っていました。多くの患者が入院している病棟ですし、それぞれの状況があるので、静かにするといっても限度があります。Mさんは中途で視力を失ったため、周りでどのような状況が起きているかわかりにくいのです。看護師は、窓やドアを閉めていただく他に、改善策はないというのが現実です。

しかし、それができないので看護師はMさんの苛立つ気持ちがよくわかっていることを伝え、自分たちもどうしていいか検討していること、一緒に改善策を考えたいということを話すことも一つの方法でしょう。

＊看護上の留意点

患者の気持ちのなかに、がんへの不安、見えないことの辛さ、何よりも日常的に親しく言葉を交わす人がいない寂しさこそ受容されるべきでしょう。ターミナルケアでは、コミュニケーションをとおして、病める患者の心にどう寄り添うのかが求められているのです。

69 いただき物は止められています

八六歳のNさんは老年期の体力低下でベッド上の生活であり、特別室に二年以上入院しています。現役の頃は、市の助役として地域に貢献したとかで、付き添っている妻の自慢の夫であり、いわゆる地元の名士です。妻は八三歳、家事や農業をこなす傍ら、趣味で日本舞踊を楽しむかくしゃくたる女性です。

彼女は、看護師が処置をしたり、シーツ交換等のケアをするたびに、看護師にジュース等の食べ物を渡そうとします。自家菜園の野菜や漬物は日常で、手製の赤飯やおはぎがお櫃《ひつ》ごとナースステーションに届くことがあります。最初はやんわりと断っていましたが効果がなく、あるとき心を決して訴えました。

「いただき物は病院で止められています。それに、こんなに頻繁にいただいていたのでは食べ切れないのでもったいない。これからは、このようなご心配はされませんように」。急に妻の顔色が変わり、不機嫌になりました。「私のつくったものは食べられないとでも言うの。いらなかったら捨ててちょうだい」。

そして、主治医まで巻き込むような緊張した態度が続き、看護師もケアをする際、訪室しづらいこともあり、結局、元のもくあみになってしまいました。

このように言ってみてはどうでしょう

いつもお心遣いをいただいて感謝しています。ありがとうございます。お気持ちをうれしくいただきます。ただ、病院ではお心づけを一切いただかない、という決まりになっていますのでご理解ください。

妻は、夫が世話になっているので何か自分でできることで看護師を喜ばせたいという想いがあり、看護師を親しい身近な支援者と思っています。何よりも、妻は高齢にもかかわらずそれを実行する体力、知力があり、その生産的な行動は自己の喜びにもつながっています。夫の世話をしながら、趣味も楽しむ姿は人生に対する自己有用感をもっています。

しかし、どんな好意であっても、病院内での贈答は、ときに患者―看護師関係を歪め、それが習慣化した病院では患者・家族の経済的・心理的な負担になることもあります。患者・家族からすれば、いつも親身になって世話してくれる看護師に少しでも報いることができればと思うのは自然な感情ですが、看護師としては、「心をいただく」という職務上の倫理を保持し、保健衛生の視点からも贈答（とくに食物、金銭）関係については厳しく戒めることが不可欠です。

＊看護上の留意点

医療の現場で物をいただくことは規則で止められていることを気長に伝えていくことが大切であるとともに、妻の気遣いはありがたくいただくという姿勢が大切です。

70 しばらく様子を見ましょう

入院して数日間過ぎたころから、Oさんは昼夜かまわず頻回に看護師を呼び付ける行動が増えました。

ある夜勤中、Oさんが看護師を「ちょっとちょっと」と呼び「体のあちこちが痛い」と訴えてきました。その訴えに「どこが痛いのですか」と尋ねてみると、「全体だ」と言うだけです。

看護師はどこか異常はないかと観察するものの、痛がる様子もなく黙っているために、「しばらく様子を見ましょう」とその場を離れ経過を見ることにしました。すると、少し過ぎた後、再び「TVが見たい」「家に帰りたい」とさまざまな要求を出して呼び付けてきます。

看護師は「まだ治療のため、安静が必要です。寝ていてください。眠れないなら睡眠剤を飲みますか」と不眠を察して薬を促しましたが、拒否されたため再び離れて様子を見ることにしました。しかしOさんは、ベッドでゴソゴソしていて眠れそうになかったのです。

このように言ってみてはどうでしょう

安静とは言え、寝てばかりもたいへんですよね。何か気分転換になることがあれば良いですよね。今の状況で、何か困ったことや悩んでいることがありましたら話してくださいね。

一般の病棟において最も問題視されている患者は、訴えや要求の多いケースです。看護師は、ともすれば「あの患者の訴えは心気的なものだから、放っておいても大丈夫」などと患者にレッテルを貼って、患者に注意を払わず、冷たくあしらう態度をとっていることも少なくありません。このような対応はかえって訴えが続く結果となり、双方が不愉快になって互いにしこりを残すこともあります。看護師はどんな訴えや要求にも、まず関心を持つこと、それを受容する技術が必要です。訴えや要求は、その患者がそのときに取りうる唯一のコミュニケーションの方法だからです。

そうだとすれば、患者がせっかく看護師に送っているサイン、すなわち患者がそのときに持っているニーズを看護師に知らせようとする手がかりを見逃してしまっていることになります。訴えや要求が無視されたならば、自己そのものを否定されたと感じさせることにもなります。

看護師は、むしろ要求を通じて何を語ろうとしているか、また何を求めているかを理解することが大切になるのです。とりわけ安静という状態では、誰もが多かれ少なかれ不安や孤独を感じるに違いありません。

＊看護上の留意点

不安が募れば不眠傾向となり、昼夜逆転の問題が生じたり、精神的不穏にもなります。睡眠を促すためにも睡眠剤は有効な手段ですが、まず看護師が患者のニーズに耳を傾け、話を聞くことが何よりも患者の安心になります。

71　すぐに戻って来ますから

忙しい準夜勤務での出来事です。入院の電話が入りました。入院受け入れ準備をしていると、Pさんからナースコールがあり急いで駆けつけました。Pさんは、言語障害があり意思の疎通が図りにくい人です。

「どうしましたか」「足が……」その後の言葉がはっきりしません。文字板でコミュニケーションを図りましたが、それでもはっきりしません。「何……」「何、もう一回ね」と首をかしげて聞き返しました。お互いに通じないもどかしさとイライラがありました。

そこへ入院の電話が入り、「ごめんなさい。すぐ戻って来ますから。待っててくださいね」と言ってその場を離れました。Pさんが気がかりでしたが、何よりもがっかりした姿があとに残りました。

このように言ってみてはどうでしょう

申し訳ありませんが、いまお話をされた言葉がよく聴き取れなかったのです。いま入院の方が来られたので、すぐに行かなければなりません。あらためてお話をきちんとお聴きしたいので、少しお待ちいただけますか。

「聴く」ということの難しさを示唆している事例です。聴くゆとりのないとき、言葉が上滑りしてなかなか的確に捉えることができません。「聴く」とは「言葉を受け入れる」という意味がありますが、ゆとりがなければ、気持ちの面でも相手の言葉を受け入れることができません。

通常、コミュニケーションは、言葉よりも、その文脈や表情から理解することが多いものです。たとえ患者に言語障害があるとしても、まず看護師の「理解しようとする意思」(C・ロジャース)がどこまで働いているかがポイントとなります。もちろん、理解しようとしても壁を越えることができないこともあります。それでもなお、理解しようとする意思や姿勢が伝わるように努めていくことが前提になければなりません。看護師に求められるセンスは、誠実に「聴く」ことの緊張感(集中力)を持ち続けることなのかもしれません。

看護技術的な処置に追われていくなかで、「傾聴」(コミュニケーション)を看護の専門性として身につけることは容易ではありません。語りかけと応答は、ある面ではその瞬間でしか成り立ち得ないからです。もしその瞬間を逃すならば、自分の言葉が伝わらない以上に、気持ちまでが無視されたような感覚にとらわれるかもしれません。それだけに何かを伝えようとする患者の「気持ち」を大切にし、伝達の手段を工夫することのみならず、理解的な態度で向かい合うことが求められているのです。

ジェスチャー、手や指の動き、表情の変化、身体全体をとおして伝えようとする動きのなかに、対話の糸口が示されていることは看護場面において少なくないのです。

72　終わるまで待っていてください

夕食のとき、食事介助をしなければならない患者が二人いました。一人の看護師以外に介助する人がいなかったので、ともかく一人目の患者を介助していると、患者Qさんは食事が終わり「ベッドに移りたいんですけど」と言ってきました。看護師は「介助してもらわないと食べられなくて待っている人がいるので、終わるまで待っていてください」と話すと、「いつも私ばかり後回しにされて」と被害意識を感じ表情が暗くなってしまいました。

結局、食事介助が終わるまで待っていてもらいましたが、食事介助をしている間静かにベッドサイドで待っているQさんのことが気になってしまいました。どちらを優先したらいいのかはっきりせず困りました。また、患者への話し方でも、もっと別の言い方があったのではないかと悩んでいます。

このように言ってみてはどうでしょう

いま手を放すことができませんが、できるだけ早くベッドに移れるように手配しますので、待っていてください。いつも待たせていてごめんなさいね。

看護師が食事介助の業務に追われるなかで、食事が終わった人がそのままの姿勢で待ち続けている光景をよく見かけます。この待ち時間の苦痛は、案外と介助する側の気づかない面なのです。喧噪とした集団での食事場面から離れて、ゆっくりとくつろぎたいと思っても、誰かの手助けなしに動くこともできない状態ほど、苛立ちと諦めの混じった感慨はありません。

まず待たされる患者の気持ちに気づくことから、声かけが始まります。看護師はいずれの患者との関係も悪くしたくないという気持ちがありますから、その板挟みになって悩むことが多いのですが、的確な対応を怠ればいずれも中途半端で終わってしまいます。

食事介助等の場面では、まず介助のためのプログラム（段取り）をもっていること、同時に、そのことを事前に患者に説明し、理解を得ておくことがポイントです。食後、外出や来客などの計画がある患者もいるのですから、事前の説明をとおしてプログラムの変更もできるわけです。

病院の一日を見ると、一般的には医療スタッフのつくるスケジュールによって患者は小刻みに行動することになります。当然、治療目標が最優先ですから、患者もまたその指示に従わざるを得ません。

しかし、たとえそこが一畳足らずのベッドであったとしても、患者は自己の世界を形づくっているものです。パジャマやユニフォームではなく、日中の生活スタイル（たとえばオシャレや食事リズムなど）を自己主張することは、患者の身辺自立観を安定させるうえでとても大切なことなのです。患者だから待たせても当然だと考える発想から信頼は生まれてきません。

73　話が終わってからにしてください

看護室を遠巻きに見るRさんに「どうかしましたか」と話しかけると、「何でもない」と言いながらもそこから動かず、続けて見ています。他の患者と関わっているといつもRさんが割り込んできます。看護師は「Rさん、私は今この方と話しています。終わってからにしてください」と伝えますが、「薬のせいで体はボロボロで歩くのもおぼつかない」とさらに立ち入ってきて、「就寝時に飲むと具合が悪くなるんだ」と強めの口調で私との距離を縮めてきます。「話が終わってからにしてください。そんなに近づかなくても十分に聞こえます。さっき言ったのに」。

連日同じ訴えが繰り返されるやり取りです。Rさんにも満足のいかないしこりがあるのでしょう。

このように言ってみてはどうでしょう

Rさんがお話ししたい時間がいつもズレますね。もし希望する時間があればご希望に沿うようにしますがどうでしょうか。そうすれば私も余裕をもって聴くことができます。

誰かに自分の気持ちや訴えを聴いてほしいと思ったとき、誰しも「いますぐに」という期待が大きくなっていきます。日々変わっていく体調や症状は、それだけで不安や悩みの原因となります。ナースコールを押そうかどうか迷いつつ、でも気持ちを抑えられなくて訴えていく患者の心理を推し量ることも看護師の大切なセンスです。

もし患者の訴えが煩わしい（「またか」「うるさいな」「いやだな」など）と思ったとき、聞こえていても聴かず、見ていても視ず、看護師は患者との通路を閉ざしてしまいます。

病気とは、当事者にとってはいつも不当な苦痛であり、希望のない暗闇であり、日々の憂いに満ちています。さらに、身体感覚的には、しびれやめまい、耳鳴りや乾きを感じることも少なくないのです。愁訴（気のせい）だと言われても、身体を包み込むような不調感に悩むのは、患者であるがゆえに現実なのです。

そんなとき、誰かに想いを伝えたいと願うのは自然な感情です。そんな気持ちをまず理解すべきでしょう。その場しのぎの応答（とくに否定的対応）ではなく、肯定的な配慮をとおした患者とのコミュニケーションが大切です。

＊看護上の留意点

看護師は患者個々のリズムやペースをもとに日々の看護をするように心がけています。しかし、病院の規則やスケジュールに従えば、業務の都合を患者に強いていく面が強くなっていきます。「同じ訴えばかりが続く患者」とステレオタイプ的に捉える前に、患者に歩調を合わせる関わり方が必要です。患者のペースに合わせ、希望や意向などを聴き、互いの状況を率直に話し合い、一緒に決めていくことが大切です。

74 後で片づけておきますから

Sさんは気管支喘息《ぜんそく》の患者さんです。共同のトイレに歩いていくと息切れがするため、ベッドのそばにポータブルトイレを置いています。いつもは看護師が訪室したときに「トイレはいいですか」と尋ねるようにしています。

しかし、今日は担当の看護師が不在で、誰も気が付かず、トイレは汚れたままです。Sさんは、他の看護師に対して「トイレ、お願いします」と言うことができず、汚れたポータブルトイレを横目に見ながら過ごしています。でも、何となく落ち着かないので、ナースコールで看護師に「トイレを片づけてもらえますか」と告げましたが、「後で片づけておきますから」という返事が返ってきました。

忙しいなかで、トイレの片づけは急がなくても良いという気持ちがその看護師にはありました。その日の夕方までトイレは放置されたままでした。

このように言ってみてはどうでしょう

片づけが遅れて申し訳ありません。ポータブルトイレがこのままでは不愉快だったでしょう。ごめんなさい。すぐに片づけにいきます。

患者にとって、排泄物を見られることはとても羞恥心を伴うことです。ましてや、その始末をお願いすることは、たいへん勇気のいることです。Sさんは、いつも笑顔で片づけてくれる看護師に対して申し訳なさを感じていました。でも、今日はその看護師が不在でしたので、誰もポータブルトイレの処置などに気づきません。

入院生活では、治療的な処置については生命に関わりますから、とくに申し送りも含めて的確な対応が求められていますが、日常的な介助に関わる面では、個々の看護師の判断や対応に任されていることが多く、思わぬところで看過されてしまうものです。しかし、排尿・排便等については、バイタル・チェックの一環としても、また入院中の「生活の質」の側面からも、重要な看護師の配慮と言うべきでしょう。

言うまでもなく、病室とは、看護師にとっては職場そのものであっても、患者には療養と生活の場です。一畳足らずのベッドが患者のすべての空間なのです。罹患したためにポータブルトイレをベッドサイドで使用しなければならない患者にとっては、使用後そのまま放置されていることは、大いに気になることです。オムツ使用やバルーン・カテーテルの場合も同様です。誰かの手を煩わせなければ何もできないという無力感もまた、目に見えない重圧なのです。

長い病棟生活がこれを次第に馴化《じゅんか》させていくときこそ、実は患者の「生きる力」を少しずつ削ってしまっていることに気づかなければなりません。長期化すればするほど、その力を引き出すための心理的なサポートが必要となります。

75 あとでお話をうかがいます

ナースコールを受けて看護師は訪室しました。

「どうなさいましたか」と、Tさんに尋ねました。「氷枕をくださいませんか。あれば気持ちよく眠れると思うのです」「お熱はいかがでしたか」「三七度二分なのですが」「わかりました。ちょっとお待ちいただけますか」。看護師はそう言うと病室を出ました。

ナースステーションに戻る途中、他の部屋の患者に、明日の手術前の睡眠薬をお渡ししようと思いました。お薬を渡すと、「実は、明日の手術のことがたいへん不安なのです。話を聞いてください」と言われました。看護師はベッドサイドに腰掛けお話を聞くことにしましたが、Tさんのことが気になって落ち着かず「すみません。氷枕を持っていかなければならないので、またあとでお話をうかがいます」と言って急ぎ病室を出ました。

このように言ってみてはどうでしょう

わかりました。ゆっくりお話をお聞きしたいので、十分ほどしたらおうかがいしますが、いかがでしょうか。

看護師の業務は一人で多くの患者に対応しなければならない場面があります。看護師はその

ときの状況にあわせて判断し行動することが要求されます。すべての患者に即時に対応できればよいのですが、そうもいかないときのほうが多いのではないでしょうか。そんなとき、ついうっかり「ちょっと」あるいは「あとで」という言葉を使ってしまうことがあります。この事例では、「ちょっと」と言ったばかりに、看護師は次の患者のところでも、ゆとりある姿勢を示すことができなくなってしまいました。

「ちょっと」「あとで」と表現する時間はいったい何分くらいなのでしょうか。時間に対する感覚は実は非常に主観的なものであることを熟知している必要があります。同じ時間でも当てもなく待たされているときはたいへん長く感じるものです。「ちょっと」「あとで」という不明確な表現は不安を生む原因ともなりかねません。具体的に時間を明らかにすることによって、患者は不快な思いをすることなく待つことができるのです。また、看護師自身にも時間の感覚が明瞭となり、自らの業務の調整をしやすくなります。

＊看護上の留意点

不安を訴えている患者に対するときには十分な時間と場の設定を行い、不安を表出しやすいようにすることが必要となります。いつでも相談できるようでも、いま、その場面でしか伝えられない思いもありますので、患者の様子や表情を適切に理解することが求められます。不安のレベルを判断しての対応が大切なのです。

76 すぐにうかがいますのでお待ちください

Gさんの状態が悪いためその病室で処置を行っていると、背後からBさんの「ちょっとお願いします」という声が聞こえました。看護師は一人で処置を行っておりましたので、すぐにBさんのところに行き用件をうかがうことができない状況であったため、やむを得ず「すぐにうかがいますのでお待ちください」とGさんの処置をしながら答えました。Bさんは何も言わず静かに待っていました。そうこうしている間に、看護師長から他患者の検査出しの指示があり、看護師はGさんの処置を終えると、Bさんの応対をせずにその部屋を出て行ってしまいました。Bさんはトイレに行きたかったのですが行くことができず、ベッド上で排尿されていました。

このように言ってみてはどうでしょう

今、処置中ですが、他の看護師をすぐに呼びますのでお待ちいただけますか。（近くまで行って）どんなご用でしょうか。急ぐようであればすぐに対処いたします。

他の患者の処置をするために看護師が訪室すると、患者はこの機会に何か用件を伝えたい（頼みたい）と思うことが少なくありません。看護師から見ればたいしたことではなくても、患者は必要だから声をかけています。その必要度や重要度が必ずしも看護師に正しく理解されるわけではありません。ましてや看護師が忙しそうに重要な処置を目前で行っていれば、声をかけることにためらいを感じることは、現場でよくある場面です。

往々にして、看護師は「患者は他の患者が親切にされているとつい自分もという気持ちが湧いてくるものだ」と考えます。そんな患者の一面も、入院生活の寂しさや会話の少なさが生み出す感情です。用があるなしにかかわらず声をかけて患者の気持ちを慰める働きかけこそ、専門的な配慮と言えるでしょう。

本来の患者―看護師の関係では、患者一人ひとりの個別のニーズを把握して、患者の死生観や病気への心理（気持ちのもち方）についての理解を深めていなければなりません。ましてや、心身の状態像が不安定であったり、トイレ等の介助を求めている場合は、なおさら患者に対する声かけ、患者からの声かけに応じることが重要となります。

他方、日常的には、常に平等に気配りをし、できるだけ同室者の患者に声をかけることで、私にとってあなたは重要な人という気持ちを伝え、患者に寂しさや不快感を与えない対応も必要となります。身体を病むとは、心も不安や心配を抱えて不安定になることであり、入院となれば家族等との日常的なつながりや関わりも変わっていくことになります。この様子を看護ですべて埋めていくことはできませんが、それでも患者の心情を理解し、看護師としての気配りを常に心がけることで、患者の自己治癒力を高めていくことも可能となっていくのです。

77 もう少し我慢してくださいませんか

内科外来での出来事です。その日はいつもよりも患者の数が多く、診察までの待ち時間が一時間となっていました。窓口のクラークからも待ち時間に対してお詫びし、看護師は待ち時間中に気分の悪くなる患者がいないかどうか配慮しながら外来を進めていました。一一時予約の患者Uさんが受付を済ませ、内科外来にやってきました。

一一時半過ぎのことでした。Uさんが突然怒り出しました。「予約で来ているのに何で一一時半過ぎても診察ができないんだ」とかなり立腹していました。Uさんに「申し訳ありません。今日は診察の方が多く待ち時間が発生しております。他の患者の方々もお待ちいただいていますので、もうしばらくお待ちいただけますか」とお話をしました。Uさんは「予約時間に合わせて、病院に来る準備やその後の予定を立てて診察に来ているんだ。他の人も待っているから待てとはどういうことだ。それぞれ人には都合があるんや。誰でもが同じ理由で待てるわけではないんだ」と強く主張しました。「でも、先生も一所懸命に診察しているのですから、もう少し我慢してくださいませんか」と看護師は対応しましたが、ますます怒りは大きくなっていきました。

↓

このように言ってみてはどうでしょう

診察をお待ちいただくことになり、ご負担をおかけして申し訳ありません。どこかお身体に辛いことはありませんか。お急ぎの事情があるならばお聞きいたします。

「三時間待ち三分間診療」と揶揄される外来診療の実情があります。患者はできるだけ早くに治療してもらって安心して帰りたいという心情があります。診療のみならずたくさんの職務を抱えた医療スタッフとの間に、大きな時間感覚のズレがあるのは致し方ありませんが、患者の心理に配慮することも専門的な裁量です。早くしてほしいと願う患者に対して、「わがまま」とか「横柄」という先入観は、「利用者本位」という看護師の専門倫理からかけ離れてしまう危うさがあります。「多くの患者さんに懸命に対応しておりますので、いま少しだけ時間をいただけませんか」という控えめな態度をとおして、医療スタッフも努力しているのだということを伝えていくことも大切です。

たとえば、もし患者―看護師間にラポールがあり、安心感を覚えるような関係ができているならば、不満や不安はいたわりも含めたソフトなメッセージとして伝えられます。他方、ラポールがとれていないならば、同じ状況や体験に対する反応は、看護師等への不手際や不信感となって厳しい言葉や態度になって返されます。看護師の声の調子や仕草もまた、メタコミュニケーションとして相互の関係を作り出すことになります。外来という忙しいなかだからこそ、穏やかな対応が期待されているのではないでしょうか。

78　もう少しお待ちになってください

救急外来受付での一場面です。時間帯が平常業務に移行する一〇分前に、飛び込みで救急外来へ歩いて診察に来られた患者Vさんが、受付で「腹が痛くなったので、すぐ診てくれ」と看護師に話していたところ、前に来た患者のカルテに記載していた医師が、その経緯を聞いていたのか、急に受付に来て「もう少しで一般が始まるから回ってもらって」と言い残して立ち去りました。Vさんは、「なんでや、早く診てほしいから救急外来に来てるんやないか」と立腹の状態です。医師の思いは、一般外来のほうが詳しく検査ができるうえ、薬も十分に出すことができるからであり、診察を断ったわけではないことを説明し、「先生の指示もありますので、もう少しお待ちになってください」と言いましたが、「救急車で来たらすぐ診てくれるんか。一般やったら待たなあかんのか」と言い放ち出ていかれました。

その後Vさんは、一般外来にみえなかったため、どのように関わっておけばよかったのか、病状も気になりました。

このように言ってみてはどうでしょう

腹痛ではお辛いでしょうね。痛みの様子をお聴かせくださいますか。少しでも早くに治療できるように準備しておきたいと思いますから。

今は看護師も聴診器をもつことが多くなりました。外来でも在宅でも、状態像を把握する聴診器は患者と医療者との直接の関わりを象徴しています。まず聴診器を当てること、つまり患者の苦しみや痛みを聴き取り、そこに触れる（手当て）ことから医療（看護）が始まります。病院のルールやその後の処置の説明も大切ですが、その前に「聴くこと」あるいは「触れること」が眼に見えない聴診器の役割を果たします。患者の脈拍や呼吸をとおして、その様子を聴き取る力こそがポイントです。

わずか一〇分間の待ち時間であっても、苦痛を抱えた患者にはどれほどに長い時間と感じるでしょうか。その時間感覚を理解し、コミュニケーションをとることが患者の安心と不安を軽減し、それが癒しにつながります。

いわば本格的な治療の前に、看護師が患者に対して行うことのできる「パック療法」つまり痛みに対して眼に見えないパック（湿布）をほどこすことを意味します。診療前の患者は、心身ともに傷つきやすい状態にあります。その痛みはまだ原因がわからず、病名もなく、また治るかどうかも未知数でしかありません。これを包み込む看護こそ全人格的なコミュニケーションだと言えるでしょう。

医療の窓口で患者が求めるのは、ルールでも情報でもなく、まず看護師としての「共感する力」つまり痛みや不安に包まれた心情を受け止めて、これに応答してくれる関係なのです。

79 痛くないと赤ちゃんは産まれてきませんよ

初めてお産を経験するWさんが、陣痛が始まったために入院してきました。陣痛室で痛みに耐えながら、赤ちゃんが産まれる状態になるのを待っていました。すると、付き添っている夫と実母がナースステーションにやってきて、「妻がとても痛がっているんです。何か異常があるのではないでしょうか」と訴えてきました。

助産師は陣痛室に行き、「初めてのお産なのでわからないかもしれませんけど、痛くないと赤ちゃんは産まれてきませんよ。お母さんは経験があるからわかりますよね。がんばってくださいい」と言って、その場を離れました。

しかし、Wさんも夫、実母も不安そうな顔をしています。

このように言ってみてはどうでしょう

どのような痛みなのか教えてください。初めて経験する痛みなので怖くなってしまったのかしら。Wさんのお産には何も異常はありません。この痛みを和らげるためには、暖めたりマッサージしたりするといいんですよ。Wさんはどういうふうにすると気持ちいいのかしら。私と一緒に試みてみましょうか。

陣痛は、その言葉が表すようにとても痛いものですし、その痛みがなければ出産には至りません。しかし、日常生活の中では経験することのない痛みですので、初めてお産を経験する人はもちろん、経産婦である実母等でもとても不安を感じるものです。

このようなときには、どうして痛みが起こるのか、妊産婦やその家族など、お産に関わる人すべてが理解できるように説明することです。そうすれば、不安は軽減できるものです。たとえば「この痛みはWさんの子宮が赤ちゃんを産もうとしてギューと収縮している痛みなんですよ。赤ちゃんが産まれるために、Wさんも赤ちゃんもがんばっている証拠なんです」と説明できます。また、お産の進行状況を随時伝えることも、痛みの軽減につながるでしょう。

そして、「あなたのそばに、私がついていますよ」という態度を示すことです。お産の痛みやその対処方法、また感情の移り変わりは人それぞれです。妊産婦と一緒に過ごしながら、一緒に痛みに対処していくことが重要です。妊産婦によっては一人で、または家族だけで過ごしたいという人もいますが、必要なときにはいつでも側にいます、という態度を示すことが重要です。妊産婦を「孤独」にさせないことは、非常に大切なポイントなのです。

＊看護上の留意点

お産の痛みには、常位胎盤早期剥離などの異常を示す痛みもあります。妊産婦の痛みが正常なのか、異常なのかを判断する確実な知識を身に付けておくことが重要です。

80　お母さんも押さえてください

高熱と脱水のため入院となった二歳三カ月の女児と第二子を妊娠中の母親の病室です。持続点滴の留置針を刺すために看護師が訪室してきました。

初めての入院で子どもはもちろん母親も心配と不安が重なり、落ち着きを失っています。A看護師が「Cちゃん注射するね。大事な注射だから我慢してね」と伝え、B看護師が子どもを押さえました。子どもは「いやだ、いやだ」と泣き叫び身体を動かして抵抗しています。

B看護師が「お母さんも押さえてください。注射ができないんです。Cちゃん、お腹の赤ちゃんが笑ってるよ。お姉ちゃんになるんでしょ」と言いました。母親は泣いているわが子の足を押さえながら「がんばってね」と励ましています。

無事に針は固定され、子どもも落ち着いたところで、B看護師が「がんばったね。これでお姉ちゃんになれるね」と言って病室を出て行きました。

このように言ってみてはどうでしょう

Cちゃん注射するね。針を刺すとき少し痛いけどがんばろうね。少しでも早く病気を治すためだからね。お母さんにも側にいて手を握っていてもらおうね。

幼い子どもが注射や治療を怖がって駄々をこねることはよくある情景です。医療機器が子どもの視線から見てどのように見えるのか、どのようなイメージを与えているか、その視点を気遣う看護スタッフはけっして多くありません。とりわけ子どもが「わがまま」を言い出すと、強圧的に「しかる」「なだめる」「おどす」「さとす」などの手をあれこれと使い始めます。するとますます事態が悪化しますので、最後は強制となります。大人の論理では、病気を治してもらうので我慢するのが当然となるのですが、幼い子どもにとっては受け入れられません。だからといって子どもに理解する力がないわけではないのです。

ある病院では、子どもの看護に際しては、まず初対面で担当の看護師から「私がこれから○ちゃんのお世話をしますね」と挨拶したうえで、これからの治療の過程をわかりやすく説明し、「どんなときでも私が側についているから安心して一緒にがんばろうね」と手を握りながら語りかけるそうです。看護とはまず対面の関係から始まるのだということを象徴しています。これだけで子どもは大きな安心を得ることができます。

白い壁とたくさんの医療機器に囲まれ、見知らぬユニフォーム姿の医療スタッフに上から覗かれているならば、誰しも大きな不安を感じるのは、自然な反応です。いわゆる説明責任というのは、心くばりがあればこそ果たし得ることです。処置等の一方的で専門的な説明ではなく、緊張で固くなっている患者の身体をほぐすように心に働きかけることが大切です。幼い子どもであればこそ心のアイドリングつまり治療に入る前の心の準備が不可欠なのです。

81　そんなことでは死にません

ある夜、救急で二〇歳代の女性Xさんが病院に運ばれました。急性胃腸炎と過呼吸がひどく、入院することになりました。部屋がないためICU（集中治療室）に入室しました。

Xさんは、「私の病気は何だったんですか。いつ退院できるんですか」と次々と質問をしました。看護師は「大丈夫です。大したことのない胃腸炎ですから、入院中はゆっくり休んでください。私たちがずっと看ていますから」とだけ言いました。

たまたま同室の患者が亡くなられ、Xさんは「次は私の番だ」と思い込んだようです。点滴が終わりに近づき、Xさんが看護師に知らせに行こうとして立ち上がった途端に血が逆流してきました。看護師を呼んで「血が……。それに点滴終わってしまって空気が入ったような気がするんですけど。私、死ぬんですか」と震えていました。看護師は「安心してください。そんなことでは死にません。人間の身体はそう簡単に死なないようになっています。きっと動いたから血が逆流してきたのでしょう」と伝えました。

このように言ってみてはどうでしょう

心配させてしまってすみません。私が点滴の前にきちんと説明をすればよかったですね。今回のようなことが起こらないように点滴が終わる頃には来ますので安心してください。

この女性にとって入院とは、今までとは全く違った環境に一人で過ごす場所となるので、意識が回復したときになぜ入院したか、どのような症状でここに入院しているのかを説明しなければなりません。それがなかったために不安が募り、同室の患者が亡くなられたことで死への恐怖も感じるようになってしまいました。不安と恐怖を抱えた中で、看護師は「大丈夫」「安心してください」と軽く答えています。さらに、実際に点滴が終わったことに気づいてもらえないことで、患者は看護師に対する不信を覚えるかもしれません。

専門的な説明を患者がわかるかどうかではなく、いかなる場合も一つひとつの処置に対して看護師がきちんと状況説明をする誠実さこそが問われているのです。これを看過したがゆえに、患者の理解を得られず、混乱が生じてしまった悪しき例の一つと言えます。

＊看護上の留意点

現在の点滴は空気が入らないような仕組みになっており、もし気泡などが入っていたとしても身体には入らないようになっています。逆流は手を動かしたり、立ったりすると起こりますが、手を上にあげれば逆流はなくなります。ただし、血液で詰まったりする場合もあり、緊急の対応が必要な場合もあります。今回のようなことが起こらないように点滴が終わる頃には必ず確認することが不可欠です。

82 まだ痛み止めは使えないのですよ

交通事故で大腿骨を開放骨折し、緊急手術を受けた青年Zさんが、手術後病棟に戻り、一夜が明けました。緊急入院・手術のために、本人には術後の状態など十分に説明できないままの入院です。

麻酔が徐々に醒め、それに伴って痛みも強まってきました。ナースコールがありましたので、看護師が訪室すると、Zさんは顔をしかめて辛そうに「痛みが我慢できません、痛み止めの注射をしてください」と訴えてきました。「Zさん、三〇分くらい前に痛み止めの注射を打ったばかりですよね。まだ痛み止めは使えないのですよ。六時間は間隔を開けないと駄目なのです」と言って看護師はその場を離れました。

このように言ってみてはどうでしょう

手術後、間もないときはとくに痛みが辛いのですよ。どのあたりがどのように痛いか聞かせていただけますか。身体の位置などで楽になる方法も考えてみましょうね。

注目すべき点が二つあります。一つはZさんが十分な身体的・精神的準備を整えた入院・手術ではないことです。看護師にとっては数多くの手術の一つであっても、患者にとって手術や入院は非日常的な体験です。手術後はどのような状態になるのか、痛みは辛いのか、どれくらい続くのか、などの不安を抱えています。これらの不安を少しでも軽減できるようにと看護師は術前から十分に説明をしますが、Zさんのような緊急の入院・手術の場合はそれができません。そのため不安はより一層強くなることでしょう。不安は痛みを増強させます。

Zさんから痛みの訴えを聞いたときに、痛みという現象にのみ注目するのではなく、その背景を考える、痛みを生じさせる要因についてアセスメントすることが重要です。そうすれば「六時間は間隔を開けなければ駄目」というような画一的な対応にはならないでしょう。

もう一つは、Zさんが確実に痛みを感じているということです。それも耐えられない痛みで、痛み止めを使っても改善されずに再度看護師に依頼をしてきました。事例のような対応では、Zさんは自分の痛み、辛さがほんとうに看護師に伝わっているのか疑問をもちます。看護師はZさんと同じ痛みを感じることはできなくても、その辛さを共感することはできます。自分を苦しめる痛みを理解しようとする看護師の姿勢が、Zさんの精神的支えとなり、苦痛の軽減につながります。

＊看護上の留意点

術後、間もないときは後出血などの重篤な合併症が起こりやすい時期です。その早期発見には疼痛などの自覚症状も重要な指標となります。疼痛がどのような性質のものなのか、バイタルサインなどを把握し、その対処方法を十分に検討しなくてはなりません。

83　薬だと思って食べてみてください

Aさんは六八歳の女性です。子宮頚部がんで子宮準広汎全摘術《こうはん》を施行後に、放射線療法を受けています。外照射（リニアック）を始めて三週間が経ちました。全身倦怠感や、吐気、胃部不快が続き、食欲不振もあります。Aさんはほとんど食事を摂ることができません。体重が減少していくことを気にしていますが、今日も昼食にはまったく手をつけていませんでした。

「Aさん。食事、食べてないじゃないですか」「お腹がモヤモヤして、食べられないのですが……」「体力をつけることが大切なのですよ」「食べると吐きそうで……」「食べなければだめですよ。薬だと思って食べてみてください」。

このように言ってみてはどうでしょう

食事がすすんでいないようですが、大丈夫ですか。何か辛くて体調や気分が思わしくないようですね。よろしければ少しお話を聴かせていただけませんか。

食事は、生活の中で重要な部分です。食事が摂れない場合は、ほとんどの人がその状態像や原因が気になるものです。食事イコール生命維持でもあるからです。およそ病院のベッドの上での食事が、楽しく美味しく食べる環境にないのは、病院の限界ですが、でも患者なりの工夫や努力をしていることも事実です。

ところで、食べなければいけないと本人が思っても、治療の副作用や体調によって思うように摂取ができないこともあります。患者が食事を摂れないとき、その原因を適切にアセスメントする必要があります。しかし、食べない（食べたくない）からといって、強いて「食べさせる」ことは、患者の辛さや不安をますます増幅させることになります。その患者にとって現状がどうなのか、その状況にあることを患者がどのように思っているのか、対話の中から感じ取ることも大切です。

生きる意欲、食事への関心、嗜好、本人の体力など、患者の側に立って総合的に看ていくためにも、食べることではなく、生きることへの意欲に働きかける関わりが求められています。

＊看護上の留意点

食事の場面において、摂取量の基準を伝え、薬代わりに「食べる」ことを強いる言い方は、患者の状態像を見守り、それに応答していく看護のすがたではありません。食べられないのか、食べたくないのかという理由を知ることのみならず、食事を前にして心身の不安を感じている患者の心こそ理解すべきです。そのうえで、たとえば放射線宿酔があり、食事ができない状況があるわけですから、摂取できる工夫を本人の希望を取り入れて実施するとよいでしょう。

84 いつも何を楽しみにしているのですか

七六歳の男性Bさんです。脳梗塞後遺症のため右半身麻痺し、現在は要介護2で妻と二人暮らしです。

初めて訪問看護にうかがった日のことでした。日当たりのよい明るい部屋で気持ちよさそうにベッドに寝ていました。食事とトイレの用以外は、終日ベッドの中で過ごしている様子でした。部屋には椅子とテレビがあります。年齢や障害の程度から見ても、ベッドに寝ている状態ではないので、なんとか起きてもらおうと、看護師が働きかけました。

看護師が「Bさん、こちらの椅子に腰掛けてみましょうよ。今日はこちらのほうが暖かいですよ」と言っても、Bさんは首を横に振り、応じません。妻が「今まで寒かったので、寝ているほうがいいみたいですね」と言い返しました。

看護師は「昼間はいつも何を楽しみにしているのですか。寝てばっかりいてはもったいないですよ」と言うと、Bさんは不機嫌そうに「テレビを見てんだよ。ここでもよく見えるからね。寝ながら見るほうが楽でいいよ」と答えました。

このように言ってみてはどうでしょう

寝てばかりの生活ではますますお身体が弱ってしまいます。これから楽しい生活をするためにも、お手伝いをしますから、ご自分のためにも少し身体を動かしてみませんか。

患者と家族が現在の状態像を変えていこうとする意欲が失せたとき、これを新たな動機付けに変えていくことは容易ではありません。人生と老い（あるいは病）を付き合わせて、その人の生活する世界をどのように形づくるかという根源的な問いに直面するからです。たとえば生活習慣病を考えてみても、その人の生き方として染みついたそれまでの家庭的、職業的、日常的なスタイルを変えることはとても難しいものです。クリニカルパスという発想に立って「医療の質の確保」という明確な目的をもつことができても、患者の生活構造を変えていく援助がなければ、効果的な治癒にまで至ることができません。

高齢者の場合は、積極的に人生を再生していくという意欲に欠ける場合が少なくありません。やり直しをするには残された時間が短すぎて、希望や期待を持ちにくいからです。

ある老人病院における「人生のお願い聴きますプロジェクト」が大いに注目されたことがありました。重篤な病を得てもなお、人には夢や希望があります。それを聴き、それを実現に結びつける看護の実践があれば、患者は自ずから夢や希望を語り始め、心を動かしていきます。この実践は、従来の受け身の看護からは生まれることはありませんでした。最期の瞬間まで何かを実現しようとする成就感こそが、尊厳をもった人生を可能にするのだという確信が、看護師の取り組みの底力となったのです。

85 大丈夫ですからがんばってみましょう

Cさんは、七二歳の男性です。四〇歳代の頃、脳梗塞を発症し、右片麻痺となりました。その後の生活は、リハビリテーションにも積極的で、身の回りのことや仕事のことなどほぼ自立しており、一家の大黒柱としてがんばってきました。

しかし、最近になって入浴中に転倒し、歩行もままならないほどにADLは低下してしまいました。それ以来、外出する機会も失い、入浴も怖くなって三カ月も入っていない状態でした。

そこで、介護支援専門員である訪問看護師は、このまま家でじっとしていると今より機能が落ちてしまうと考えて、デイケアに行ってみてはどうかとCさんに働きかけました。Cさんは、脳梗塞の後に行ったリハビリテーション病院の印象が悪く、気が進まないようでした。

「三〇年前とは違うかな。あそこでは、あまりいい思いをしなかったからね。人を物扱いしているようだったよ」とCさんは語ります。「三〇年前とは変わっていますよ。大丈夫ですからがんばってみましょう」と声をかけましたが、気持ちはなかなか動かないようです。

このように言ってみてはどうでしょう

試しに行ってみませんか。それでもあまり気が進まないようでしたら、また他の方法を一緒に考えましょう。お手伝いをできる限りさせていただきます。

老齢になって身体の不自由さを体験することは、身体的な不自由さ以上に心理的・精神的な落胆こそがポイントとなります。若き日に身体不自由となりながらも、リハビリを重ねて誇りをもって生活してきたCさんにとって、再度の体験は大きな挫折感であったかもしれません。それにもまして、かつて味わったサービスに対する悪い印象は、よほど利用者の誇りを傷つけ、期待を裏切ったのでしょう。「物扱い」というのは、専門職に対して利用者が抱く最悪のイメージです。

専門的技術とは利用者を治療等の目的のためにコントロールすることだと専門職が錯覚しているに過ぎません。治療や看護とは、利用者が病気や障害を治そうとする努力への共感があればこそ、サービスを利用することで味わう息苦しさへの理解があればこそ、信頼や安心をとおして利用者の自己治癒力を高め、治療効果が相乗していくのです。

本例では、まず利用者の意思を尊重しつつも、過去の不安に寄り添いながら、再びリハビリにチャレンジしてみようという大切な反応を引き出そうとしています。「生きることの辛さ」に共感することをとおして、弱さを理解し、勇気を支えます。闘病における日々の暮らしでは、ときに挫折や失望を喫したりもしますが、ときに希望や期待に出会うことがあるからです。看護師が用いる「一緒に」という言葉は、この両面に深く関わっていこうとする精神的なサポートを意味しています。

86 説明したとおりすればよいのですよ

Dさんは、在宅において手に大きな傷ができたために一時入院をして治療を行いました。回復傾向となりましたので在宅で通院しながら治療を行うこととなりました。ところが、通院がDさんにとって負担が大きく、週一回の通院以外は訪問看護で処置を行うこととなりました。訪問を開始してから、約四週間後に創部も小さくなってきたので、週末は家族で処置を行うように説明をしました。主たる介護者は嫁（四〇歳代）でした。処置の仕方を説明をしながら一緒に行いました。

でも、最後に「大丈夫ですか。説明したとおりすればよいのですよ」と話すと、不安そうな表情で「まだよくわかりません」と答えました。「何が一番心配なことですか」と聞くと、介護者は不安を打ち消すように「どうにかできそうな気がします。大丈夫です」と言いました。看護師は何か後ろ髪を引かれるような気分で帰路につきました。

このように言ってみてはどうでしょう

たくさんの説明をいたしましたが、必ずできるようになりますのでどうぞ気持ちを楽にしてやってみてください。疑問などがあればいつでも遠慮なく尋ねてくださいね。

専門職が家族に対して何か助言・指導を行うとき、「できますね。このようにやってください」というような表現をすると、家族は威圧感を感じて、専門職に対して質問や問い直しをしにくい状況となってきます。家族にとって、専門的な概念や説明はときにその理解力を超えることもあり、困惑してしまうことも少なくありません。「指導」が命令調であればなおさらのことです。

言うまでもなく、看護師が人間関係を築くときは、常に相手に対して共感的な立場や気持ちが大切になります。指導はあくまでも最小に留めて、むしろ内容を理解してもらうように努めることが優先します。理解とは内容がわかるだけではなく、わかった内容を実行できることを意味しています。実行できて初めて理解を得ることができたと評価できるのです。

看護場面では患者等に助言する機会が多くあります。このとき看護師は、「私はきちんと説明したのに、患者はなぜできないのか」と相手を非難する場合も少なくありません。自分の立場や価値観の中で説明したとき、つまり看護師がわかる範囲だけで説明したときに起こる反応です。価値観とは、その人なりの死生観や人生観であり、生き方・暮らし方にほかなりません。

在宅看護においては、利用者と介護者が常に生活の中心にあります。その中で、看護師が利用者、介護者と触れ合うことは、一日のうち一時間前後に過ぎません。日常的に利用者を支え、介護するのは、介護者たる家族であることは言うまでもありません。とすれば、介護者を勇気づけ、不安を取り除き、家族の介護力を引き出していくことが期待されているのです。

87　声が出なくなるわけではありません

　呼吸不全で入院中のEさんは、自分で痰を出す力が弱く、再三、窒息感を訴えました。その様子を見ていると、痰を出し切ることができずにほんとうに苦しんでいるときと、呼吸は落ち着いているものの不安が強くて辛いときがあり、ナースコールを幾度も押していました。主治医から気管切開の話を持ちかけられてからはさらに頻回となりました。

「気管を開けたら声が出なくなるんでしょう。嫌だわ。でも、しなかったら痰が詰まって死んでしまうんでしょう」。看護師は「声が出なくなるわけではありません。傷が落ち着けば話ができる方法があるのですよ」と説明をしました。「それでも私みたいに筋力の弱いものはだめでしょう。みんなに迷惑をかけるし、このまま死んでしまいたいわ」と言っています。看護師は対応に困りしばらくの間そばにいると、「忙しいのにごめんね。ありがとう」と逆に気を遣ってくれました。

このように言ってみてはどうでしょう

　思うように呼吸ができないし、手術のこともすごく不安なのですね。手術の後も私が側にいますから、不安なことや不自由なことがあれば何でも相談してくださいね。

通常でも呼吸不全が続いて不安が大きいうえに、気管切開の話題がさらに心理的な負担を与えています。この会話から見ると、手術内容の説明が不十分でまだ理解に至っていない様子が窺えます。気管切開という利用者にとっての重大さに比べて、医師・看護師の対応（説明と同意）が希薄な印象すら与えます。

手術後「声が出なくなる」という抜き差しならない事態に、患者はコミュニケーションについて不安を訴えます。そのことによって生ずるコミュニケーション障害や生活不安、他者の介助等が問題となります。たとえば、コミュニケーションができなくなったときの対応策が具体的にイメージできなければ、患者は手術の意義を理解し、その結果を受け入れることができません。さらに、声が出ない期間やその後の見通しについて生活リハビリの視点からも理解していく必要があります。

そうした不安や不明のポイントを押さえつつ、患者の傍らにおいて、患者の揺れる気持ちや明日への希望をどのように支えていくのかが問われています。生きていること自体が呼吸していることなのですから、呼吸とは生命感覚そのものです。そのリスクを想像すれば、看護師は「より安楽で、呼気が楽になる」状態像を心身両面から把握しておく必要があります。

＊看護上の留意点

気管切開のとき、チューブ等を使用する場合は出血や炎症に留意して減菌処置を行うこと、適切な加湿を保つことが大切です。

88 どうして入浴しないのですか

病棟の入浴時間に、「家族が会いに来る」という理由で入浴を拒む女性患者との対話です。

「Mさん、入浴はどうされますか。」

「(目をつむったまま)入りません。」

「どうしてですか。」

「今日、家族が来るんです。入ってたら会えないじゃないですか。」

「面会の連絡が本当にあったのですか。もし入浴中に来られたら待っててくれますよ。」

「どうしても、今は入りたくないんです。」(Mさんは人前で裸になることに抵抗感がありま す。たくさんの人が入る時間帯はいつも何かの理由をつけて避けようとします。)

このように言ってみてはどうでしょう

お風呂に入りたくないというMさんの気持ちを聞かせていただけますか。できるだけご負担にならないようにしたいと思います。空いている時間を見て声をかけましょうね。

病棟は集団生活であるため、スケジュールに沿って一定の決められた時間帯に済ませることを患者に求める傾向にあります。一方、入浴は他の患者の前で裸になり一緒に入浴するわけですから、羞恥心やプライバシーが尊重されにくくなります。

看護師からすれば、患者の疾病状況は把握できても、個々人の生活習慣や生活スタイルまで知る機会はほとんどありません。病気や障害によっては、他者と一緒に入浴する場面で羞恥や嫌悪を感じる場合も少なくありません。

入院生活をしている患者にとって入浴は一日の節目として、ときに気分を一新するとても大切な機会です。たとえシャワーやシャンプー、あるいは清拭しかできなくても、清潔感を取り戻し、回復への意欲を引き出すために、入浴等の機会がもつ意義は看護師にとってもケアの重要な側面です。

治療の場では、往々にして病状の管理に関心が向き、患者の生活スタイルは二義的な関心になる怖れがあります。一畳たらずのベッド、不慣れな集団生活は、患者にとっては心理的な苦痛を伴うものです。スケジュールが優先されて「わがまま」というレッテルを貼るのではなく、その背後に患者のデリケートな個別性があることを理解することが大切です。

＊看護上の留意点

入院患者のプライバシーの尊重、自主性・自己決定の尊重などは、看護を行ううえで重要な事項です。そのためには、患者がスタッフに本心を話せるような関係づくりを日常から心がけておく必要があります。このスタッフなら話を聞いてもらえる、自分の身になって援助してくれると思ってもらえるような共感的な関係が看護の基盤となります。

89　子どものいない人から見れば幸せだ

妊娠一二週で、子宮外妊娠と診断され卵管切除の術後四日目のＦさんが、目にいっぱい涙をためて「私は赤ちゃんを守ってあげられなかった。もう子どもも産めないし、早く家に帰りたい」と訴えてきました。看護師は立ったまま、「あなたの辛い気持ちはわかります。でも子どもが一人いるんだし、子どものいない人から見れば幸せだと思います」と声をかけました。

二回の子宮外妊娠でＦさんの場合、卵管を両方とも切除しましたので妊娠は不可能ですが、現代では胎外受精もあるのだからと励ましましたが、Ｆさんは「一人にしてください」と布団を頭までかぶってしまいました。

このように言ってみてはどうでしょう

あなたのかけがえのないいのちを失ったことはとても辛いことですね。何かお力になれることがありますか。あなたの哀しみが少しでも軽くなるようにお手伝いをしたいのですが。

同じ産婦人科と言っても、産科の病棟は、生命の誕生で喜びや幸せであふれている人が集まっています。その一方で、婦人科の病棟では、臓器を喪失する人、抗がん療法で辛い治療を受ける人たちがいます。病棟の構造上、産科の病室が婦人科の前にある場合は、婦人科の病室に赤ちゃんの泣き声やおめでとうの声が聞こえたりもします。お腹の大きな女性が幸せそうに歩いている様子は、とてもほほえましい姿ですが、他方、Fさんのような人にとってはとても辛くて、もうこの場にいたくないと思うかもしれません。

Fさんにとって子どもが産めなくなったという事実を受容することは容易ではありません。たとえ「あなたには子どもがもう一人いるのだから」と言っても、哀しみを埋めることはできません。こうした慰めの言葉が、かえって本人の苦しみを倍加してしまうこともあるのです。喪失したいのちは、他のいのちで代替できるわけではないからです。

子どもを守れなかったという心情は、母親だからこそ感じる痛切な哀しみであり、それはどこかで痛みを伴う罪悪感にも変じていきます。どんな言葉もこれを癒すことはできません。やり場のない哀しみ、どうしようもない辛さに押しつぶされそうになったとき、患者の傍らにあって気遣っている人（看護師）がいるならば、患者は哀しみに耐えることができます。哀しみは共に体験することで癒されるからです。

S・フロイドは「哀しみを手放さないこと、これが愛を続ける唯一の方法だ」と語っています。ときに哀しみを分かち合う他者として、看護師が臨床の場面に立ち会うことができれば、それはどんな薬よりも効果的な癒しになるにちがいありません。

90　しっかりしていらっしゃるんですね

Gさんは子宮摘出手術を受けました。「私、手術を受けて良かったわ」とGさんは言いました。「がんだって言われたときは心配したけど、これで安心だわ。それに子どもは二人でたくさん。もう産むつもりもなかったから」。元気に語るGさんを見て、看護師は「しっかりしていらっしゃるんですね」と言いました。でも少し無理をしているようにも感じました。

数日後、Gさんがナースステーションにやってきました。「同室のXさんのところにお孫さんが来ているんだけど、うるさいの。注意してください」。何だか動揺して数日前の落ち着きのある態度とは違うようです。

このように言ってみてはどうでしょう

手術の結果に満足しておられるようで、私も嬉しいです。でも、お身体やお気持ちが落ち着くまではけっして無理をしないでくださいね。

人には大切なものを失ったり、脅威にさらされたとき、その苦痛を少なくし、自分を守ろうとする心的機能があります。これを防衛機制と呼びます。防衛機制は自我が傷つくことを防ぎ、自分の統合を維持しようという心の働きです。

Gさんの場合は、子宮を失ったという悲しみを否認し、かえって元気な様子を示すことで代償しようとすること、そして子どもが二人もいるし、私はもう子どもは欲しくないから、と合理化することでした。それが、同室者の孫を見たときに揺さぶられてしまったのです。このとき、看護師はGさんの不自然な様子に気づき、心理的に無理をしているのではないかと感じています。

「私には、あなたが無理をしているように見えます」と自分の気づきを相手に応答するのも一つの方法です。これは「対決」と呼ばれる技法です。Gさんが自己の内面を正視するために、あえて建前を超えて彼女の「隠された感情」を指摘することで、これに立ち向かうように支えることを意味しています。ただし、これはどんな場合でも通用するのではありません。患者の「弱さ」を指摘することは、かえって心理的な圧力と受け取られることもあるからです。

相手がこれまでどのように危機に対処してきたのか、いま真実と対峙する心の準備ができているのか、まわりに支えてくれる人がいるのかなどの状況を判断して対応することが大切です。

*看護上の留意点

愛情の対象や自分の一部（体や容姿の変化）を失ったとき、そこから回復するプロセスは「悲哀の作業」と呼ばれます。この過程には否認、怒り、抑うつなどの心理が現れます。それは看護師に向けられることもあります。攻撃されていると思わず、患者が葛藤を抱えつつも、心身ともに回復へのプロセスを歩んでいることを理解し、時間をかけて援助しましょう。

91　それは辛かったですね

Hさんは小学生の子どもをもつ主婦で、慢性疾患で入院しています。面会に来た子どもが帰った後、看護師が「かわいいお子さんですね」と言うと、「ありがとう。でも本当はあの子は二人目なの。最初の子は生まれてすぐ死んでしまったの」と話し始めました。「生まれて二日しか生きなかったの。妊娠中、夫やお義母さんといろいろあってお酒とか飲んでたから、そのせいかなって思って。でもそれをきっかけにお酒はやめたの。それから夫がやさしくなったし、お義母さんも気を遣ってくれるようになってね」。

看護師は、このことがHさんにとって重要な出来事なのだと理解しました。子どもを失ったときのことを思い、「そうですか。それは辛かったですね」と言いましたが、その後の言葉が続きませんでした。もう少し適切な言い方ができなかったのかと看護師は今でも悩んでいます。

このように言ってみてはどうでしょう

赤ちゃんを亡くされて、とても辛かったでしょうね。どんな言葉も慰めにはならないかもしれませんが、赤ちゃんのためにもご家族のためにもご自分をどうぞ大切にしてください。

子どもを失うという重い対象喪失を体験し、Hさんは長い時間をかけてその悲哀を解凍していく作業を続けてきたのです。今はその事実を、落ち着いて見つめることができていますが、自責の念を抱いている様子が言葉の端々から伝わってきます。看護師との信頼関係が生まれ、余裕のある時間を感じたことで、普段はあまり話さない大切な話題を語り始めています。

看護師はHさんの喪失体験に共感を示し、「辛かったですね」と返しています。しかしもう一歩進んで、言葉を添えることもできます。つまりHさんを気遣う家族の存在と、赤ちゃんの誕生と死を受容していこうとする気持ちに寄り添う言葉を語りかけるのです。そうすることで、「子どもを死なせてしまった」という悲観的な見方から、「赤ちゃんのためにも生きたい」という肯定的な見方への転換を促します。このような対話は、患者の話に看護師が共感するといった相互作用の中で生まれてくるものです。

およそ死の話題は、当事者のみならず、看護師にとっても心理的に「避けたい」話題の一つです。そうした場面の会話も、共感してくれる他者を得ることで辛さや痛みを受容することができます。これを「悲哀の作業」と呼びます。当事者にとっては長く重い時間ですが、哀しみに遭遇した人の正常な心的過程なのです。慢性疾患であれ急性疾患であれ、結果において死は当事者にとっては理不尽な体験であることに変わりはありません。こんなときこそ傾聴していく力が看護師に求められているのです。

92 ガーゼで見えなくしておきましょうか

開胸手術の二週間目、抜糸も済み、創部のガーゼも外されました。清拭時に創部を見たIさん（女性）は、「このキズ、跡が残ってしまうのかしら」と悲しそうに訴えます。清拭の介助をしていた看護師は、「キズが気になるのですね。ガーゼで見えなくしておきましょうか」とキズを隠しておくことを勧めました。Iさんは、「このままだとV型ネックの服も着られない。友達と温泉にも入れない。このキズはずっと消えないのかしら」とさらに涙ぐんで訴えます。看護師は、「時間が経つと手術のキズは目立たなくなりますよ。日にち薬ですからね」と清拭を済ませてその場を離れました。次の日、Iさんは同じことを別の看護師に訴え、その内容はその日のカンファレンスで取り上げられました。

このように言ってみてはどうでしょう

心配されるお気持ちはとてもよくわかります。キズ跡は日が経つにつれ徐々に目立たなくなってきますが、気持ちの整理がつくまではほんとうに辛いでしょうね。

身体に残る手術の跡は次第に消えていっても、罹病したという体験的な辛さは当事者だからこそ容易に薄らぐものではありません。女性として、胸に残るキズ跡は心に突き刺さる棘のようなものです。それは乳がんにより乳房を切除した患者、あるいは子宮がん等で子宮摘出をした患者の多くの体験記がそれを明らかにしています。大分県の『やよい会』（乳がん手術を受けた患者の会）には「ほっとマンマの日」があり、別府の温泉で当事者や家族がゆっくりと裸の付き合いを過ごす様子が描かれています。でも、温泉ホテルの前で行きつ戻りつためらう心もまた、ほんとうの気持ちです。

そうした揺れる患者の様子をしっかりと理解できるかどうかが看護師の専門性でもあります。たしかに「日薬」という言い方があるように、時間が病やキズを癒すということもあります。時の風化が辛く衝撃的な体験を徐々に和らげていくことを私たちは知っています。それでもなお、胸に残るキズから痛みを消し去ることはできても、苦しみは細く長く想起し続けていくのです。

これが当事者のみが知る「体験の重さ」なのです。そうだとすれば、ガーゼで隠すことは対症療法として即効性があっても、患者の揺れる気持ちを支えていくことにはなりません。患者の哀しみや辛さは、共に「感じる」ものであって、「知る」ことではないからです。

最近の「性差医療」や「女性外来」の動向は、性差に基づく医療や看護が患者の尊厳を支えていくことだと教えています。女性外来を訪れた患者が「話してよかった」「聴いてもらってホッとした」と語る言葉の裏には、誰にも話せない、わかってもらえないがゆえの哀しみがあるのです。

93 できることをしてください

八三歳の男性。五年前から認知症があり、嫁のJさんが介護をしていました。転倒による硬膜外血腫がきっかけで寝たきりになり、肺炎、心不全を伴い、全身の衰弱で経管栄養チューブが挿入され、在宅看取りを希望されて病院から帰ってきました。意識はあるものの状態が不安定で、生命の危機が続いています。

Jさんは「もう年だし、ズーッと看てきたから、もういいと思う。主人とも話したけどこのまま何もしなくていい。おじいさんが痛い思いをするのはかわいそう。このチューブ、私がいない間に兄弟たちが決めて入れてもらったんです。だからって誰も手伝ってくれるわけじゃないのに」「看護師さんは何をしてくださるの。体なら私が拭けますが」と。

看護師は「そうですね。まずはJさんのできることをしてください。なるべくご本人が楽に過ごせるよう、Jさんが疲れてしまわないようお手伝いさせていただきたいと思っています」。

こうして、一〇日後、家族に見守られて男性は亡くなりました。

このように言ってみてはどうでしょう

お嫁さんがいない所で決められて、辛かったですね。家に帰ってこられたことでお父さんもご安心でしょう。私たちもできる限りのことをお手伝いさせていただきますね。

義母は他界し、八人兄弟の長男の嫁。あたりまえのように同居し、共に暮らしてきました。末期になり、在宅の看取りを希望されて帰ってきましたが、手を貸す義兄弟はいません。理不尽な思いを夫に投げかけますが、協力者にはなってもらえず、精神的にイライラする面も見られました。心身の負担はますます深まり、ついつい愚痴が出てしまいます。

「傾聴」という言葉があります。ただ、聴くだけではなくその方を受け入れることが大切です。介護者の気持ち、不安、苛立ち、みんなひっくるめて受容し、そこから理解の糸口を見つけながら看護師がサポートしていくという肯定的な態度を意味しています。

介護者からすれば、自分の思いをもっとも身近な介護のわかる専門職（看護師）に伝えることで、自らの状況や介護することの意味について洞察を深め、自らの努力を認め、赦し、心のゆとりを得ることが可能となるのです。とくに終末期の介護をする場合、親身な関わりがあるほどに「後治療（死後における介護家族の心的外傷体験に対する援助）」の課題が残ることがあります。

それゆえに、残された時間を安心して在宅で最期まで看取ることができるように、医師とも連絡を取りながら可能な限り頻回に訪問することが大切になります。

94 主治医に相談します

Kさんは末期のがん患者です。病巣はすでに肺、肝臓、骨へと転移しており、激しい疼痛が襲います。疼痛緩和のためにモルヒネをはじめとしたあらゆる手段が講じられましたが十分な効果が得られません。この状況にあってもKさんはなお意識がはっきりしているので、付き添ってきた家族も見ているのがとても辛い様子です。

深夜、Kさんの病室からナースコールがあったので看護師が行ってみると、苦痛に歪んだ顔で苦しそうに呼吸しています。傍らでは奥さんが心配そうにKさんの身体をさすっています。

「昨日から主人は一睡もできません。今もとても苦しがっているので何とかしてもらえないでしょうか」。奥さんがたいへん疲れきった様子で訴えました。

「わかりました。主治医に相談します」と看護師は返事をすると、すぐにナースステーションに戻り主治医に連絡を取りました。

このように言ってみてはどうでしょう

今夜は苦しくて眠れないのですね。奥さんもご心配でしょう。ここはしばらく私がKさんの側にいて様子を見て、主治医と相談しながらお世話しましょう。奥様は少しお休みになりませんか。

医療技術もそれほど発達していなかったナイチンゲールの時代の看護師は、患者に寄り添うことで患者の苦痛を和らげようと努力していました。

今日の医療、とくに薬物療法の進歩は患者にすみやかな症状改善をもたらすことを可能にしました。それゆえ病院において看護師は多くの患者に医療行為を代行することが主業務となってしまって、本来の看護が陰に追いやられていきました。皮肉なことに臨床現場の看護師も治療行為を重視するようになり、看護で癒すことの大切さを忘れてしまったかのようです。往々にして患者の苦痛の訴えに対して、医師から指示される治療行為だけで応じようとする看護師もいます。

しかし、現代医学の力が及ばなくなった終末期患者を前にしたとき、私たちにできることはただ一つ、それは寄り添うこと、すなわち看護の原点に立ち戻ることなのです。ターミナルケアにおける看護のあり方は一様ではなく、必ずしもマニュアル化できるものではありません。患者の苦痛とどのように対峙するのか、家族をどのように力づけられるのか、それは実際に看護師としてまた一人の人間として苦しみながら考えて行動しなければならないでしょう。

言うまでもなく医療とは患者を「死」から救う、あるいは遠ざけるために存在するものです。しかし、その「死」がわれわれ人間にとって避けられないものであることも絶対的な普遍です。人として「死」及び「死に至る苦しみ」について終末期患者から学んでいく必要があるのです。

95 家族の方と相談しましょう

Lさんは肺がんで何度か化学療法を受けるために入退院を繰り返していました。最後の入退院となった際、本人は自宅へ戻ることを強く希望していました。告知は済んでいましたが、現時点で終末期であることは家族のみに伝えてあり、家族は病院で最期を迎えることを希望していました。

入院して一週間ほどしてLさんが「看護師さん、退院させてください」と訴えてきました。家人の都合を知っていましたので「家族の方と相談しましょう」と伝えました。Lさんは「私が家に帰りたいんです」と強く言われました。その後どう話したらいいのか困ってしまい、看護師は何とかその場を取り繕い話題を避けようとして逃げ腰になっていました。

このように言ってみてはどうでしょう

ご自宅に帰りたいというあなたの気持ちはよくわかります。まずご家族の方ともご相談していただき、その上で家での過ごし方について主治医も交えてお話をいたしませんか。

「死にいたる病」に苦しむ患者は、その不安と闘いながらも、せめて最期は自分らしくありたいと強い希望を抱きます。「これが私の生き方なのです」「これが私の望みなのです」という

想いは、自分の死が間近（口に出すことは少ないが患者の多くは自己の境遇に気づいているこ
とが少なくない）であればこそ、尊重されなければなりません。
治癒の可能性がない場合、医師・看護師と患者との「関係の質」が主要な治療あるいはサポ
ートの力となります。感傷ではなく共感をもって患者と向かい合うことが大切ですが、そのと
きいたずらに恐れたり避けたりすることなく、患者の人生観や死生観に耳を傾けることが看護
師の理解的な態度として求められます。
ある調査によれば、親しい患者のターミナルケアを体験したベテラン看護師ほど同じ境遇に
際して訪床回数が減っていくことを示しています。死の体験が恐れや不安として少しずつ看護
師の心に蓄積されていき、拒否反応（ある種の「燃え尽き症候群」）が起こっていることを教え
ています。死に対する特別な感情は、患者自身のみならず看護師にもまた深く芽生えていくの
です。
他方、「死の棘《とげ》は先に行きし者よりも後に残りし者にこそ深く突き刺さる」という言葉が示す
ように、家族もまた愛するがゆえに、患者の死を受け入れがたいという不安や恐れを抱きます。
看護師が自らの不安に自覚的に気づいていくことで、むしろ同じ感情を共有する患者や家族に
対して、病に対する精神的なレッスンを重ねていくことができます。共感しながら患者の傍ら
に立ち会うということは、看護師自身の感受性をとおして、死を迎え入れるための準備教育（デ
ス・エデュケーション）に深く関わっていくことにほかなりません。

96 Rさーん、わかる?

四五歳の男性Rさんが脳出血のため救急車で病院に運ばれてきました。病院に到着したときには意識不明の状態で、すぐ人工呼吸器が装着されました。

二、三日経ってもとくに状態は変化がなく面会に来る妻も沈みがちです。看護師は暗くなりがちな雰囲気を少しでも和らげようと、「Rさーん、わかる?」とふざけたように顔の前で手を振りました。そのときかすかにRさんの瞼が動いたように思いましたが、気にも留めませんでした。

その後、治療の効果があり五日目に意識が戻り、七日目には人工呼吸器も外され、十日目には車椅子に乗れるようになりました。

あるとき車椅子を押している看護師にRさんが「ここまで回復したのは皆さんのおかげです。感謝しても感謝しきれないです。でも人工呼吸器をつけているときは辛かった。言われていることはわかっても反応できないこともあったんです」と言いました。聞いていた看護師は内心どきっとしてしまいました。

このように言ってみてはどうでしょう

Rさん、わたしが話しかけていることがわかりますか?(Rさんの手を握る)わかりましたら手を握り返してください。きっと良くなると信じて看護させていただきます。

人の聴覚は意識がなくなっても最後まで残っている感覚器と考えられています。意識がないからと言っていい加減な対応をしていると、知らず知らずにその人の自尊心を傷つけていることがあります。また、側にいる家族も、愛している夫や妻が意識不明だから、どうせ何を言ってもわからないだろうと、ぞんざいな扱いをされるのを見ると、やるせない気持ちになります。看護師の患者への対応の仕方によって、家族は励まされたり、希望を与えられたりします。逆に、屈辱感を感じたり、失望を与えられたりもします。

Rさんの場合は回復して意識不明だった頃の自分の気持ちを伝えることができましたが、末期がん患者の場合、無意識になり、そのまま死を迎えることにもなります。病や死は、どんな場合でも、どのような言葉で繕ってみても、それは生に対する理不尽な仕打ちです。それが愛する家族の身の上に起きたことならば、なおさらに悲痛な体験として与えられています。ひとはさまざまなイニシエーション（通過儀礼）をとおして、この痛みを和らげようとします。でも、何もできない、何も応えることができないと感じるとき、病者のみならず、家族もまた寡黙なままに助けを求めます。こうした場面では、看護師にこの声なき声が聞こえるかどうかが問われているのです。「あなたに私の声が聞こえますか」。これは患者に対して投げかけられているよりも、むしろ看護師に対して呼びかけられている患者の声なのではないでしょうか。

97 明日また来ますね

五五歳の男性Nさんです。膵臓がん末期ですが、在宅で妻と二人暮らしをしています。

Nさんは入退院を繰り返した後、ペイン・コントロールをしながら在宅で生活することを選びました。妻は、夫の代わりに自営業を営みながら、懸命に看護をしています。家にいてくれれば仕事の相談ができると、お互いの愛情でしっかりと絆が結ばれています。

状態はすこぶる悪く、死が間近に迫っている状態が続いています。いつもは、処置が済むと目を閉じてゆったりとした顔になるのに、今日はいつもの「また来てね」という眼差しが、真剣味を帯びているようでした。でも、次の仕事が待っていることもあり、「明日また来ますね」と言って立ち去りましたが、Nさんの顔を振り返って見ることができず、何やら悔いの残る訪問でした。

このように言ってみてはどうでしょう

Nさんが安心して休む様子を見てから帰ります。もうしばらくここにいさせてくださいね。

日常的に病や死と向かい合っている看護職は、体験を重ねていくにつれてそれに馴化し、耐性を身につけていくものだとも言われます。しかし、向かい合っているからこそ内面では、次第に空洞化が始まり、病や死から目をそらして業務をこなしている面がないわけではありません。

ターミナルケアとは、ある意味では「出口なき看護」と言うことができます。患者の死を予感しつつ、その傍らに立ち、いつしかこれを見送っていくという営為は、看護師自身の死生観に深く影響を刻んでいくからです。病院での看護であれば、専門的な機器に囲まれた専門職主導の援助が可能ですが、在宅での看護では、あくまでも患者中心の死生観を実現していくことが求められます。脇役でありつつ、最期の安らぎを支える働きとして看護師の存在があるのです。

他方、在宅では家族の介護力と喪の準備教育もまた重要となります。悲哀を共に体験していく家族の精神的な支援が、結果的には介護力を良い状態に維持していくためのポイントとなります。悲哀を分かち合う家族だからこそ、日々の「小さな死」を体験しつつ、死後においてもなお癒し合うことができるのです。死の身近に寄り添うことの意味と方法を看護師が伝えていくことも大切な役割なのです。

＊看護上の留意点

医療人類学は日本の看護だけが「死後の処置」を看護の大切な業務として位置づけていると教えています。生の終着点において看護が終わるのではなく、むしろ生を果敢に生き続けた死者への畏敬を表しています。この看護のもつ身体感覚が倫理の大切な拠りどころなのです。

98 自分で決めればいいですよ

Oさんは六二歳の女性です。一人暮らしですが、近くに娘さんが住んでいます。乳がんの皮膚浸潤及び肺転移がありますが緩和病棟から退院してきました。広範囲にわたる皮膚潰瘍の処置が必要で、急変時の延命措置を拒否する旨の書類を持っていました。

最近になって、自分の傷がだんだん広がってくるのを見て、死への不安を看護師にぶつけてくるようになりました。家財の処分はどうしたらいいか、葬式をするのに宗教を決めたいがどれがいいか、お墓はこういうのにしようと思う、どうなって死ぬのか、もしものときはこの手紙をいつ見せればいいか、など次から次へと質問を投げかけました。

そして、「いつまで家にいられるのかしらね。先生はいつ入院って言うかしら」と尋ねました。看護師は「自分の身体がたいへんになったら、自分で決めればいいですよ。家にいる間は私がずっとお手伝いしますからね」と答えました。しかし、この言葉は気持ちを癒すことにはならなかったようで、重ねて「このままここにいれば、死ぬるかしらね」とOさんの質問は続きました。

このように言ってみてはどうでしょう

Oさんの気持ちや身体の状態を見ながら、一緒に相談して決めていきましょうね。難しい問題ばかりだけど、Oさんの気持ちを大切にしてくださいね。

死にゆく患者の心理は、とても複雑です。症状に対する不安は言うに及ばず、症状の背後にある「異物（がん）」に対する怖れもまた、患者を追いつめていくことになります。一方では「生きる意味」を追い求め、他方では「癒しの手立て」を探していく両面感情にたえず揺さぶられていきます。病気を認め受容しているように見えますが、症状をとおして死を間近に感じたとき、避けがたい不安に包まれます。迫りくる月日を泳いでいるような浮遊感や、ときに「失感情」の状態にもなります。矢継ぎ早に質問して答えを見いだそうとする本例もまた、心的エネルギーがその行き先を失って、日常的な話題に終始しているようにも見えます。

詩人リルケは「死は光のあたらない生の側面だ」と語っていますが、生の側ではいつも死が寄り添い、死の側ではいつも生が支えるという関係性を示唆しています。看護師としてこうしたターミナル期を看取るとき、治療者であるよりも対話者として関わっていくという姿勢が大切です。なぜなら、死にゆく過程において、自己の内なる葛藤を言語化できず、想像力すらもやせ細るなかでは、その暗闇を共に見つめてくれる他者が不可欠だからです。

諦観と悲哀との往復が死にゆく過程であるとすれば、患者のベッドの傍らで、その過程を共に支えていく専門職倫理こそ看護師に求められているのです。

99　少しゆとりをもったらどうですか

訪問看護において、在宅で高齢の姑Hさんを長男の嫁Iさんが介護しています。主介護者であるIさんは、身体的・精神的な介護負担が強く、理解の乏しい他の家族に対する否定的な感情や自分の行っている介護に自信がもてないといった不安を訪問看護師に訴えています。しかし、その一方で、Iさんは、Hさんに対する愛情から毎日献身的な介護を続けています。

あるとき、Iさんは「自分がやっていることは何なのか。どれだけ一生懸命介護しても周りの家族からは、こんなに長生きさせてと言われてしまう。もう頭がこんがらがってきて夜も眠れない」と言いました。「介護している家族にしかわからないたいへんさがありますよね。ショートステイなどを利用して、少しゆとりをもったらどうですか」と訪問看護師は言葉をかけました。

このように言ってみてはどうでしょう

辛いですね。Iさんがいればこそ、Hさんも安心して暮らせるのですよ。私たちも一生懸命に応援していきますので、何でも相談してくださいね。

看護師は患者だけでなくその家族に対しても支援していく必要があります。家族ケアの基本は、何らかの課題に直面した家族が自分たちの持てる力を十二分に発揮して問題解決に臨めるようにサポートすることです。

とくに病人あるいは高齢者が在宅療養する場合には、程度の違いはあれ家族が療養者を介護するという課題が日常生活に発生します。そのため、家族の言動や心情からその都度ニーズに適した支援、たとえば身体的・精神的な介護負担から引き起こされた否定的な感情を受け止め、介護者の思いに共感する姿勢を示すことです。そして、その介護努力に対して肯定的な評価を与え、介護に対する自信ややりがいを取り戻せるように関わることです。「在宅介護において家族はこうあるべき」というような看護師の一方的な見方は避けるべきです。

家族が自らの力で問題解決できるように支援するという看護師の信念こそ、療養者や家族との有効なコミュニケーションを生み出します。家族が前向きに介護に向き合えるように家族の努力を支持し、療養者と家族の自己決定を尊重すること、私たちはいつでも家族の支え手なのだと伝えることが、コミュニケーションにおける重要な視点でもあるのです。

＊看護上の留意点

訪問看護においては、療養者のみならず、療養者の家族との信頼関係を構築することが重要です。単に家族に対して多くの表面的な声かけをするのではなく、看護の専門性をとおして愛情をもって療養者のケアを実施していくための工夫、社会資源を活用して少しでも介護負担や介護疲労を軽減したり、介護者や家族と相談しながら支援していくことが有効です。

100　何のために来ていると思っているのですか

夫は糖尿病、多発性脳梗塞で左片麻痺があり、要介護度5でほぼ寝たきり状態です。姑は糖尿病と認知症で要介護度1で八八歳になります。この二人を介護している嫁のPさんは五六歳です。Pさんは経済的な問題もあり、日中は会社に勤務しています。日中は介護者が誰もいないため、限度額までサービスを利用しています。

ある日、夫の仙骨部に五センチ大の床ずれができて、ただれて滲出液が出ていました。ケアマネジャーと相談し、介護保険の限度額を超えても床ずれを治すことを優先に考え、毎日訪問看護を行うことになりました。エアマットを入れて、Pさんが家にいるときは一緒にケアを行いましたが、翌日訪問すると、エアマットの上に布団が敷いてあり、その上に夫は寝ていました。どうしてそうしたのかと聞くと「寒そうだったから」と答えました。再度、必要性を説明し、Pさんと一緒に布団をはずしました。

次に訪問するとまた布団が上に敷いてありました。説明しても繰り返すPさんに怒りを覚えて、看護師は「何のために私たちが来ていると思っているのですか」と言ってしまいました。

このように言ってみてはどうでしょう

本当はどうしたいのか、Pさんの気持ちを教えてくださいませんか。Pさんが大切だと思っていることを相談しながら、一番いい方法を一緒に考えていきましょう。

Pさんが「寒そうだったから」と答えたときの気持ちをどのように受け止めるべきだったのでしょうか。家族には家族だからこそ持ち得る心象風景があります。Pさんの理解力が低いことを考慮に入れるならば、数少ない意思表示を大切にすべきだったとも言えます。看護師はいち早く床ずれを治し感染を防ぐためにもエアマットを入れて対応すべきだと考えました。しかし、Pさんにとっては床ずれよりも、夫が寒いのではないかという心配が勝っていたのでしょう。一般的な説明だけで訪問回数を増やしたり、エアマットを入れたりしても、この心配を取り除くほどの説得力がなかったとも言えます。

家族による日常的な介護場面では、専門的な判断（指示）を守るよりも、場面々々での利用者（患者）の欲求や要求に応えていこうとする傾向が強いものです。寒いと言えば布団を用意し、暑いと言えばエアコンをかけます。エアコンの効いた部屋で寝たきりの人が脱水症にかかるということも少なくないのです。利用者の状態像を家族に理解してもらうためには、日々の生活の様子を十分に聴いて、ときに一緒になって介護してみることが必要なのです。利用者がもっとも快適に過ごせる環境と介護者が安心して介護できる条件を共に考えていく姿勢こそ、訪問看護の理念であると言えるでしょう。

101 もう許してあげてはどうですか

五年前から夫の両親を介護していたQさんは、一年前に舅を病院で看取りました。今は姑を自宅で介護しています。夫も近所に住む弟妹もほとんど介護に手を出そうとはしません。無表情な姑は笑うことも少なく、結婚当初からあまりいい関係ではありませんでした。夫の弟妹への意地もあり、サービスは何も使わず一人で介護してきましたが、床ずれができてしまい、主治医から勧められて訪問看護を受けるようになりました。訪問看護師に対して、辛く当たった姑のこと、夫や弟妹が協力してくれないことなどをよく話すようになりました。

現在、姑は全介助状態で、Qさんが一人で介助しています。介護保険のサービスは訪問看護を週一回だけです。入浴車など勧めましたが自分でするからと利用しません。しかし、オムツ交換の回数は最低限で体を拭くこともありません。訪問看護師はオムツ交換や清拭の必要性について説明しましたが、介護状況が変わることはありませんでした。

ある日、食事介助の方法が口に突っ込むというやり方なのを見て、看護師は思い余って「もう許してあげてはどうですか」と言ってしまいました。すると、Qさんは強い口調で「もうとっくに許していますよ。だからこんなに介護してるのではないですか」と反応しました。

✝ このように言ってみてはどうでしょう

お姑さんのことで辛いこともあったのに、よくがんばって介護してこられましたね。もう少しQさんが楽になるように介護の方法を工夫しましょうか。

Qさんが嫁いできて三〇年、そして介護をして五年が経っています。どんなにがんばって介護をしても「ありがとう」の言葉も聞けず、誰からも感謝されないなかで介護してきました。そんなQさんの気持ちを十分理解しているつもりだったと担当の看護師は語っています。でも、介護の不十分さから床ずれができて、濡れっぱなしのずっしりとしたオムツを見ると、看護師は言葉に出さないまでも、つい批判的な眼で見てしまいました。

看護師は、その専門的な視点から状態像を予測しながら判断します。「こうすればよくなる」「こうしないと悪くなる」というふうに。だから、よくなるためにはこうしなければならないと思う気持ちがつい強くなりがちです。床ずれを防止しようとすれば、きめ細かいオムツ交換をすべきだと考えて、批判的な感情や言葉が多くなります。できないことばかりが眼にとまり、介護者の気持ちとの間にズレが生じてしまいます。

ここでは「五年も一人で介護しているのだよ」という辛さや哀しみの混じった誇りを理解することがまず大切なのです。感情は態度や表情をとおして自ずと伝わっていくものです。介護者にとって、まず看護師の理解的なまなざしが必要なのです。

102 しっかりしなければダメですよ

緊急入院されたSさんは意識障害があり、全身状態も不安定でした。家族はとても心配して、交替で付き添いをしていました。心配して縁者の方も頻繁に面会に来ていました。

入院から数日が過ぎたある日、看護師が訪室すると、患者の側に妻Rさんが一人で腰掛けていました。看護師はSさんの状態を観察した後、Rさんに「お疲れではありませんか」と声をかけると、「大丈夫です」と答えました。

少し沈黙があり「この人は今まで病気らしい病気をしたことがなかったのに」とそれまでは気丈夫に振る舞っていたRさんが嗚咽《おえつ》し始めました。看護師は、泣きじゃくる彼女を両手で抱き支え、「奥さんがしっかりしなければダメですよ」と声をかけました。

しばらくしてRさんは「いつも誰かがいたから、心配かけるといけないから、泣けなくて」。看護師が「お辛いですね」と声をかけると、彼女は涙を拭きながらこれまでの夫との思い出話をポツリポツリと話し始めました。

このように言ってみてはどうでしょう

お辛いですね。しばらく側にいましょうか。あなたの気持ちが少しでも楽になるために何か私にお手伝いできることがありますか。

愛する者が突如として重篤な病気になったとき、家族はその事態にしばらくは冷静さを失うことがあります。しっかりと目前の介助をこなしているようでも、頭では今後の対応を反芻《はんすう》しつつ、身体は哀しみに包まれて心配だけが募っていきます。時間が経つにつれて、無力感や虚脱感、喉の渇きや胸苦しささえも感じ始めます。がんばろうという気持ちとは裏腹に、哀しみや辛さがお腹の奥に溜まっていくのです。食欲不振、嘔吐が起こるのもそんな感情の現れなのです。誰に訴えることもできず、誰が受け止めてくれるわけでもありません。病に寄り添うことは、「いまあるもの」そして「もはやないもの」に意味を見いだしつつ、これを見届け、その痛みを感受することなのです。

生死の境を愛する夫と共に過ごす妻の哀しみは、愛情だけが支えなのです。状況によっては「がんばってください」という言葉は、けっして禁句ではありません。一緒にあきらめずに支えていきましょうという意味も込められているからです。しかし、「もうがんばれない」とうなだれている人に対しては、辛さに追い打ちをかけることになります。明日が見えないときは、辛さや哀しみを分かち合うことに心を配ることがかえって勇気を与えるものです。やさしく声をかける、さり気なく手や肩に触れる、側に座る、などは人の温もりを感じることにほかなりません。看護の専門職だからこそできる「ふれあい」があるはずです。「手当て」とは、まさに手が触れることが癒しであることを意味しているのですから。

103　ご家族で判断していただくしかないですよね

七六歳の男性Tさんです。脊髄小脳変性症のために一〇年前からベッドでの生活を中心に日々を送っています。二年前からは寝たきり状態ですが、本人が入院療養を強く拒否していることから、自宅療養を継続しています。

ある年の一二月、Tさんは発熱などの症状とともに全身状態が悪化し、目が離せない厳しい状態にまでなってしまいました。主治医は訪問看護師に対して、経鼻経管栄養を開始するかどうか家族と検討してほしいと依頼しました。訪問看護師は、「ご本人の意思は尊重したいのですが、現在の状態では十分な判断力があるとは言えないでしょう。ご家族で判断していただくしかないですよね。経鼻経管栄養を開始した場合のいろいろな危険については、私たちが十分に協力します」と説明しました。しかし、家族にとっては、ターミナル期の状態に対する不安が大きく、どう判断すればよいか困惑するばかりでした。

このように言ってみてはどうでしょう

これまでご自宅でよく介護されてきましたね。今後ますます自宅療養が厳しくなりますので、本当に入院せず治療していくのかどうか、ご家族もご一緒に話し合ってみたいのですがいかがでしょうか。

ターミナル期を在宅で看る場合、何よりも優先されるのは、まずは患者本人の意思の確認です。療養の姿勢のみならず、臨死観もまた重要な意思の一つとなります。次いで、家族の理解と協力の態勢ですが、家族の看護力の限界（力量）も見定めておく必要があります。家族が身内として患者の状態像を理解し、その重篤さをどこまで受容していけるのかということも看護の一環であるのです。本例では、すでに患者本人の意思確認が難しいということなので、家族の判断が今後の看護計画の転機となります。

さて、自宅で看ていく場合は、どのような方法でどこまで治療していくのか、家族の了解のもとに進めていくことが大切になります。ターミナル期のケアは、単に患者の心身に対するケアのみならず、家族の心理的な援助が重要だからです。

愛する身近な家族の死を受け入れていくには、看護師の支援が何よりも必要となります。「家族で判断する」というのは、いのちへの決断（最終的な責任）を家族が受け止めることにほかなりません。しかし、「自己決定」と言われても、多くの場合その選択肢は限られており、かつ判断の根拠も今後の展望も家族にははっきりと見えてはおりません。家族の疑問・不安に丁寧に答えていく過程を大切にすれば、たとえ不本意に終わっても、最善を尽くしたという安堵感が残ります。逆に軽んずるならば、後日の誤解や不信につながることも少なくありません。家族に判断を委ねるとは、サポートがあってこそその結果なのです。

104 もうしばらく様子を見てみましょうか

今年一〇〇歳になるUさんは、八〇歳になる長女の介護を受け自宅で元気に過ごしていました。ところがその年の一月に肺炎を患い寝たきりの状態になってしまいました。一時はこれで最期かとも思われていたのですがどうにか回復して、離床に向けて訪問看護が導入されることになりました。訪問を開始して数回ほど経つと、Uさんもだんだん元気になり離床への意欲が見られるようになりました。

「しっかり座れるようになりましたね。そろそろ立つ練習を始めてみませんか」と訪問看護師が声をかけると、Uさんは「ちょっと前まで犬の散歩をしていたんだから大丈夫、歩けるよ」と機嫌よさそうに言いました。ところが、長女が「もう、一〇〇歳になるんだから、そっとしておいてください。骨折でもしたら大変だから……」と心配顔で看護師に言い返しました。その勢いに押されて、訪問看護師は「そうですね。骨なんか折れたらまた入院しなくちゃならないし、もうしばらく様子を見てみましょうか」と答えました。

このように言ってみてはどうでしょう

しっかり座れるようになってきましたね。今後の回復を考えるとできるだけ早くにベッドから離れたほうがよいのですが、いかがでしょうか。ご家族としては、Uさんの意欲を

✦大切に受け止めていくにはどうすればよいと思われますか。

看護の方針を決めるとき、「家族の意向（判断）」を優先することは稀ではありません。とくにターミナル期や重い認知症等で利用者の判断力に支障がある場合には、家族から利用者の意向や意思を聴取することも少なくないからです。そうした場合であっても利用者の真のニーズとの誤差が生じること、つまりいつでも利用者にとってプラスになるとは限らないことがあります。利用者の身近にいる家族は、もっとも良き理解者になることはできても、もっとも的確に状況判断ができるとは限らないからです。

フランスには「老いにふさわしい色はない」という言葉があるそうですが、自己の老いをどんな色に染めるかは、一人ひとりの老い観にほかなりません。「もう歳だから」というあきらめや「また入院したらたいへんだから」という恐れは、意外に高齢者本人の気持ちというよりも、周囲の人たちがそのように強いていることも少なくないのです。

「迷惑をかけたくない」とか「心配をかけたくない」という周囲への気配りが優先してしまっては、ほんとうの気持ちを利用者は表出することができません。ときには家族に中座してもらって、本人の気持ちを傾聴することも必要ですし、看護師もまた予後の可能性に対して真摯に判断することが求められています。「歩きたい」というニーズを実現していくために、看護師は何ができるのかという明確な指針を示し得るかが問われているのです。

あとがき

かつて生活習慣病のクリニカルパスを受けるために、総合病院に入院した体験がありました。連日、代わる代わるに各種の専門職（医師・看護師・栄養士等）の面接を受けるたびに、そこで感受した共通の印象は、患者に対するネガティブ・コレクト（否定的修正）でした。病気（の可能性）を抱えた患者は、家族関係から人格までをもモニターされます。心身に介入することは、医療行為だからこそ許されているとは言え、それ自体がプライバシーに触れる大切な行為なのだという認識がなければなりません。たとえ原因を探ること（一面では私的情報を得ること）が専門職的な関心事だとしても、あたかも職務質問を受けているかのような雰囲気にはとても馴染めませんでした。

罹患することは、患者にとってネガティブな体験ですが、その体験に立って看護することは、あくまでもポジティブ・アシスト（肯定的支援）でなければなりません。病めることに内在する実存的な不安は、患者が多くの役割や義務を免除されて、病室という非日常的な空間にひとり身を置くという孤立感にほかなりません。病はすぐに癒せなくても、患者の心身をポジティブに受けとめることは看護力の一つであると言えましょう。

看護の世界は、原理的には今も昔も「ケア（癒し）」であることに変わりはありません。その語源は、気遣いであり、配慮し合う関係を意味しています。病のなかにある〈あなた〉を気遣う〈私〉は、〈あなた〉の生きられた時間を共に生きているのだという自覚がそこに示されています。どれほどにその専門性が科学化されたとしても、看護における「ケア」の意味は、それに携わる看護師の看護観すなわち病む人への〈まなざし〉や〈語りかけ〉のなかに表れていきます。病や死の現実を前にして、ときに沈黙のなかに、ときに対話のなかに、生の本質を問いかけていく取り組みこそが看護であると言って過言ではありません。

さて、一般に看護過程では、患者の傍らに立ち、症状を理解し、治療のプログラムを遂行していきます。言い換えれば、医療というシステムのうえに、これに基づくプログラム（治療を的確に行うための指示言語）があり、これを実行していく種々のソフトウエア（看護技術など）があるとも言えます。ＩＣＤ－10（国際疾病分類）はこのプログラムの一つであり、コード化（符号化）して共通言語として構成したものです。看護師とは、こうした系統を的確に効率よく処理していくための学習を重ねていますので、基本的にはこうした過程からアプローチすることになります。

他方、患者は心身不調を引き起こした病気そのものに関心を向けます。自己の身体感覚を呼び起こし、痛みや違和感、不自由さや怖れと向かい合います。そして、現在の生活がどのように変化していくのかということに最大の注意を払います。病気になるとは、自己の身体でありながら、異化された体験として自己の身体を感じてしまうという逆説にほかならないのです。

患者—看護師関係に通底するこうした動機づけの違いは、自ずとコミュニケーションにも影響してきます。客観的な指示表出的な言語を語る看護師と、主観的な自己表出的な言語を語る患者との違いとも言えましょう。この違いを認識し、コミュニケーション技法として身につけることは、看護の専門性としてたいへん重要です。単に技術レベルだけではなく、それが看護師の共感力や聴く力を生み出すからであり、看護力を支えるものだからです。

近年話題となっているICF(国際生活機能分類)は、前述のICDが疾病指標であるのに対して、「健康指標」という新たな視点を提供しています。「疾病」に対する対症療法的な発想ではなく、「健康」イメージの実現にこそ看護の意義があることを示唆しています。さらには、「患部」や「障害」に力点を置くのではなく、「生活機能」つまり患者の視点から捉えた「環境」との関係において理解することを求めています。患者の「行為（活動）」や「関係（参加）」を生活する場において捉えてこそ、看護が患者・家族をポジティブに支援することができると指摘しているのです。在宅看護や予防医学などの実績もまた、「病気」のみではなく、その基盤にある「人間」と「生活」をトータルに捉えることの積極的な意義を教えています。

新たな世紀の、新たな看護がいま期待されていると言えます。高度化していく医療・看護の根底に、どのような臨床哲学を成熟させていくことが可能なのかが問われているのです。コミュニケーションという日常的な技法のなかに、この視点を探っていくこともまた、近未来の看護の可能性を俯瞰するために大切なテーマであるに違いありません。

＊

本書を編むに際して、全国から一四〇余りの事例が提供されました。いずれにも貴重な実践体験や優しさに満ちた病室風景が描かれておりましたが、編者にて似通った内容等を精査し、一〇四編の事例にまとめました。全般的に事例（解説なし）のみの提供が多く、その現場にいる患者（家族）や看護師だけしか実感できない場面も少なからず、これに解説を加えることはとても難しい作業でした。でも、患者（家族）―看護師の関係が織りなす豊かな現場性は、解説等の執筆作業をたえず励まし、慰め続けてくれました。心よりの敬意と感謝を、事例提供者と患者・家族の方々に申し上げます。

編集の過程では、まず編著者の一人である増田がすべての事例に対して加筆修正を施し、解説等を執筆あるいは加筆いたしました。この下書きに星野・川野が修正等の作業を重ねて、本書は誕生しました。看護学からの検証は、川野の重要な役割でしたが、監修者の前原澄子先生にも多くのご助言をいただきました。

黎明書房の関係者に対する感謝の辞は、すでに「まえがき」に記しておりますので、ここでは割愛をいたしますが、構想からおよそ二年余が過ぎてしまいました。長期にわたるご配慮とご支援に対しまして衷心よりお礼を申し上げます。

二〇〇六年七月

編著者　増田樹郎

参考文献

Bandman,E.L. and Bandman, B. "Ethical decision making in nursing : Values and guidelines" In Bandman,E.L. and Bandman, B.(eds) Nursing Ethics in the Lifespan, Appleton - Century - Crofts, 1985.

William Labov, David Fanshel, "Therapeutic Discourse Psychotherapy as Conversation" Academic Press Inc. New York, U.S.A., 1977.

『月刊ナーシング2 特集〝困った患者さん〟と決めつけないで!』学習研究社、二〇〇二年二月号。

A・ジャン・デイビス（神郡博、正田美智子監訳）『患者の訴え―その聴き方と応え方』医学書院、一九八八年。

E・ジョージ、C・アイブソン他（長谷川啓三、児玉真澄他訳）『短期療法の展開―問題から解決へ』誠信書房、一九九七年。

G・バートン（大塚寛子、武山満智子訳）『ナースと患者―人間関係の影響』医学書院、一九六六年。

J・トラベルビー（長谷川浩、藤枝知子訳）『人間対人間の看護』医学書院、一九七四年。

J・ルートン（浅賀薫、柿川房子他訳）『ターミナルケアにおけるコミュニケーション―死にゆく人々・その家族とのかかわり』星和書店、一九九七年。

M・E・ドーナ（長谷川浩訳）『対人関係に学ぶ看護』医学書院、一九九二年。

R・C・マッケイ他編（川野雅資、長田久雄監訳）『共感的理解と看護』医学書院、一九九一年。

ウィリアム・V・ピーチ（多田徹佑、孤嶋圭子他訳）『図説　人間関係』自己啓発トレーニングセンター、一九八四年。

カレン・M・ストルテ（小西恵美子、太田勝正訳）『健康増進のためのウエルネス看護診断』南江堂、一九九七年。

ジェニー・ウィルティング（小松博子訳）『ナースのためのＨｏｗ ｔｏ コミュニケーション』メディカ出版、一九九六年。

ジーン・ワトソン（川野雅資、長谷川浩訳）『ワトソン21世紀の看護論』日本看護協会出版会、二〇〇五年。

ドロシー・ロー・ノルト、レイチャル・ハリス（石井千春訳）『子どもが育つ魔法の言葉』ＰＨＰ研究所、一九九九年。

ヘンリー・A・ミナルディ他（村尾誠、江川隆子監訳）『ヘルスケアのためのコミュニケーション』廣川書店、一九九九年。

マリオン・N・ブロンディス、バーバラ・E・ジャクソン（仁木久恵、岩本幸弓訳）『患者との非言語的コミュニケーション』〔第2版〕、医学書院、一九八三年。

リンダ・J・カルペニート＝モイエ（新道幸恵監訳、竹花富子訳）『看護診断ハンドブック』〔第3版〕、医学書院、一九九七年。

リンダ・M・ゴーマン（池田明子監訳）『心理社会的援助の看護マニュアル』医学書院、一九九八年。

ヴァージニア・ヘンダーソン（湯槇ます、小玉香津子訳）『看護の基本となるもの』日本看護協会出版会、一九九五年。

阿保順子『精神科看護の方法』医学書院、一九九五年。

伊東明『「聞く技術」が人を動かす』光文社、二〇〇一年。

磯部文子監修、高森スミ他編著『内科的療法を受ける患者の看護』〔改訂版〕、学習研究社、一九九九年。

栄西『喫茶養生記』。

岡崎美智子監修、山本勝則、藤井博英編著『精神看護技術―その手順と根拠』メヂカルフレンド社、二〇〇〇年。

岡堂哲雄『家族カウンセリング』金子書房、二〇〇〇年。

夏刈康男、石井秀夫、宮本和彦編著『家族からみる現代社会』八千代出版、二〇〇〇年。

外口玉子他『系統看護学講座専門25　精神看護学1―精神保健看護の基本概念』〔第二版〕医学書院、二〇〇一年。

外口玉子他『系統看護学講座別巻13　精神疾患患者の看護』医学書院、一九九四年。

丸井文男監修、蔭山英順他編『人間発達と心理臨床』協同出版、一九八九年。

季羽倭文子他監修、飯野京子他編『がん看護学――ベッドサイドから在宅ケアまで』三輪書店、二〇〇〇年。

吉川武彦『ケアのための患者理解』関西看護出版、一九九五年。

吉田哲『ターミナルケアの場面』〔改訂版〕、メディカ出版、二〇〇〇年。

吉田哲『人を知る私を知る』看護の科学社、一九九三年。

久常節子、島内節編『地域看護学⑨　障害者地域看護活動』医学書院、一九九四年。

宮崎和子監修、川野雅資編集『精神科Ⅱ』（看護観察のキーポイントシリーズ）、中央法規出版、一九九八年。

宮本真巳『看護場面の再構成』日本看護協会出版会、一九九五年。

古閑博美『看護のホスピタリティとマナー』鷹書房弓プレス、二〇〇一年。

坂田三允、遠藤淑美編『精神科看護とリハビリテーション』医学書院、二〇〇〇年。

三好春樹『元気がでる介護術』岩波書店、二〇〇二年。

山根基世『ことばで「私」を育てる』講談社、一九九九年。

山本和子『新・看護婦さんのマナーブック—やさしい医療サービスのすすめ方』生産性出版、一九九五年。

児玉香津子他編『看護の基礎技術I』（看護必携シリーズ第1巻）、学習研究社、一九九五年。

宗像恒次監修『生活習慣病とヘルスカウンセリング』日総研出版、二〇〇一年。

宗像恒次編『栄養指導と患者ケアの実践ヘルスカウンセリング』医歯薬出版、二〇〇一年。

小島通代・吉本武史編著『ナースだからできる5分間カウンセリング』医学書院、一九九九年。

昇地勝人他『障害特性の理解と発達援助—教育・心理・福祉のためのエッセンス』ナカニシヤ出版、二〇〇一年。

松村明編『大辞林』〔第2版〕、三省堂、一九九九年。

信田さよ子『アディクションアプローチ』医学書院、一九九九年。

新道幸恵、和田サヨ子『母性の心理社会的側面と看護ケア』医学書院、一九九三年。

深堀幸次『患者対応マナーBOOK』医学通信社、一九九八年。

諏訪茂樹『援助者のためのコミュニケーションと人間関係』建帛社、一九九七年。

水山進吾、江見佳俊編『臨床心理学』福村出版、一九七八年。

菅佐和子編『看護に生かす臨床心理学』朱鷺書房、二〇〇〇年。

成山文夫・石川道夫編著『家族・育み・ケアリング―家族論へのアプローチ』北樹出版、二〇〇〇年。

星野政明・増田樹郎編著『これだけは知っておきたい介護の禁句・介護の名句』黎明書房、一九九八年。

生島ヒロシ『生島ヒロシの時代を生き抜く対話術』弘文堂、二〇〇一年。

石井八恵子、大竹芳子編著『情意領域の看護技術―ケースに学ぶこころのケア』日総研出版、一九九六年。

千名裕『ナースのための患者接遇』学習研究社、一九九八年。

川本利恵子編『看護実践コミュニケーション―こんな時どう応えるか』廣川書店、一九九三年。

川野雅資『精神看護学Ⅱ』〔第四版〕、ヌーベル・ヒロカワ、二〇〇六年。

川野雅資編集『精神科看護―看護診断とケアプラン』医学書院、二〇〇一年。

川野雅資編著『患者―看護婦関係とロールプレイング』日本看護協会出版会、一九九七年。

川野雅資『傾聴とカウンセリング』関西看護出版、二〇〇四年。

前田耕太郎他「大腸癌の術前術後の看護―ストーマケアの指導」『消化器外科NURSING 5』メディカ出版、二〇〇〇年。

太湯好子『ナースと患者のコミュニケーション―豊かな看護をするために』メヂカルフレンド社、一九九六年。

大原敬子『親と子どもをむすぶ奇跡の会話』大和書房、二〇〇〇年。

大塚高信・吉川美夫・河村重治郎編『カレッジクラウン英和辞典』〔第二版〕、三省堂、一九八六年。

長谷川啓三『家族内パラドックス』彩古書房、一九九九年。

長谷川啓三編『解決志向の看護管理』医学書院、一九九九年。

長谷川浩、石垣靖子、川野雅資編『共感的看護——いま、ここでの出会いと気づき』医学書院、一九九五年。

田中キミ子『高齢者とのコミュニケーション・スキル』中央法規出版、二〇〇一年。

田畑治監修、幸順子他編『人間援助の諸領域』ナカニシヤ出版、二〇〇〇年。

渡辺俊之、本田哲三編『リハビリテーション患者の心理とケア』医学書院、二〇〇〇年。

徳永恵子監修『最新ストーマケア・マニュアル―術前オリエンテーションから社会復帰に向けてのケアまで』医学芸術社、二〇〇一年。

日吉佳代子『患者は訴えている』医学芸術社、一九九一年。

日本保健医療行動科学会監修『保健医療行動科学事典』メヂカルフレンド社、一九九九年。

柏木哲夫、藤腹明子編『系統看護学講座別巻10 ターミナルケア』〔第三版〕、医学書院、二〇〇〇年。

板垣昭代編『がん患者の看護』中央法規出版、一九九五年。

武井麻子『感情と看護——人とのかかわりを職業とする意味』医学書院、二〇〇一年。

武谷雄二、前原澄子編『助産学講座6 助産診断・技術学Ⅱ』〔第三版〕、医学書院、二〇〇二年。

福岡県保険医協会・健康テレホンサービス「笑いの効用について」インターネットより。

平井誠也編著『思いやりとホスピタリティの心理学』北大路書房、二〇〇〇年。

平山朝子・宮地文子編『公衆衛生看護学大系　公衆衛生看護学総論2』日本看護協会出版会、一九九一年。

平山朝子他『高齢者保健指導論』日本看護協会出版会、一九九九年。

門脇豊子・清水嘉与子・森山弘子編『看護法令要覧 平成十四年版』日本看護協会出版会、二〇〇二年。

里村恵津子『よくわかる学習まんが ベッドサイドのコミュニケーション』照林社、一九九五年。

鈴木和子・渡辺裕子『家族看護学―理論と実践』〔第二版〕、日本看護協会出版会、一九九九年。

國分康孝『カウンセリング心理学入門』ＰＨＰ研究所、一九九八年。

國分康孝『心を伝える技術』ＰＨＰ研究所、二〇〇一年。

執筆協力者一覧

浅子ひかり　荒梅法雄　五十嵐恵美子　伊久美佳代　石原多佳子
磯和勅子　市江和子　伊藤志帆　植田裕美　宇佐美 恩
裏南菊代　大滝桂子　大西和子　大野由佳里　大平肇子
大堀洋子　大谷寺文乃　沖 照美　小澤百合子　海津真里子
垣内シサエ　風巻由美子　風間真弓　片田朋美　金刺美智子
金刺由紀子　川上早苗　川畑眞由美　河原宣子　河辺紅美
北島謙吾　木村礼子　京井しのぶ　工藤里香　熊木綾子
小池美妃　小島順美　小陣あけみ　小林文子　小山敦代
三枝清美　坂江千寿子　坂本幸子　桜井悦子　茂川美代子
渋谷秀之　渋谷麻衣子　清水加代子　清水美和子　霜越香織
下山るり子　庄司真美　白川八枝子　城村裕一　杉崎一美
袖山千恵子　高内克彦　高木裕二　竹内禎子　竹内春子
田中秀子　辻 朋子　辻川真弓　内藤奈美子　長尾淳子
中川やよい　中村啓子　新川泰弘　西須磨貴子　野口奈都子
橋爪永子　東中須恵子　平塚儒子　廣川美知子　福山敦子
藤井美保　藤田せつ子　藤本幸三　松野京子　丸山江美子

宮田延子
村木明美
村木智子
村松智子
森岡登代子
守本とも子
柳澤理子
山岸とし江
山田和良
山田正子
山南英子
湯本孝彦
横井美恵子
吉岡多美子
吉田由貴子
脇 志津保
渡辺和子
渡辺千鶴

青森県立保健大学
いちはら病院
犬山中央病院
犬山病院
吉祥寺病院
岐阜医療技術短期大学
岐阜大学医学部看護学科
国立国際医療センター
国立犀潟病院
小牧市民病院
さくら病院
静岡県志太訪問看護ステーション
世羅中央病院
東京女子医科大学病院
東京都立大塚病院
名張市立病院
日本赤十字愛知短期大学
沼津市訪問看護ステーション千本
藤枝市訪問看護ステーション
藤枝市役所介護福祉課
三重県立看護大学
三重大学医学部看護学科
焼津市立総合病院

●監修者紹介

前原澄子

一九三六年生まれ、千葉大学看護学部長（母性看護学）、三重県立看護大学初代学長を経て、京都橘大学初代看護学部長

〈著書〉『助産学講座』（編著、医学書院）『看護学体系　母子の看護』（共著、看護協会出版会）『看護学入門　母子の看護』（共著、メジカルフレンド社）『看護観察のキーポイントシリーズ　母性』（編著、中央法規出版）他

〈訳書〉『助産学研究入門』（監訳、医学書院）他

●編著者紹介

増田樹郎

一九五一年生まれ、静岡県立大学短期大学部教授を経て、愛知教育大学教授（社会福祉学）

〈著書〉『これだけは知っておきたい介護の禁句・介護の名句』（編著）『新課程・国家資格シリーズ①〜⑤巻』（編著、以上、黎明書房）『シリーズ介護の世界1〜3巻』（共編著、久美出版）他

〈訳書〉『ケアリング・ワールド』（監訳、黎明書房）

〈論文〉「ソーシャル・ニーズ論Ⅰ〜Ⅳ」「介護サービスにおけるケアマネジメントの課題」「ＩＣＦにおける介護の諸概念」他

星野政明

一九四一年生まれ、三重県立看護大学大学院教授（社会福祉学特論）、三重県立看護大学教授（社会福祉学）を経て、名古屋経済大学人間生活科学部教授（児童福祉学・社会福祉学）、藤田保健衛生大学大学院客員教授（セルフケア学特論）、名古屋大学医学部保健学科非常勤講師（社会福祉学）、愛知医科大学看護学部非常勤講師（保健医療と福祉）

〈編著書〉『これだけは知っておきたい介護の禁句・介護の名句』『新課程・国家資格シリーズ①～⑤、⑦巻』（以上、黎明書房）『社会福祉学概論』（中央法規出版）他、共著書、論文等

〈訳書〉『ケアリング・ワールド』（監訳）『社会福祉三つのモデル』（共訳、以上、黎明書房）『新しいアドミニストレーション』（共訳、日本ＹＭＣＡ同盟出版部）『イギリス社会福祉発達史』（風媒社）他

川野雅資

一九四九年生まれ、東京女子医科大学看護短期大学教授、杏林大学保健学部教授、三重県立看護大学大学院教授、川野メンタルヘルス研究所所長を経て、共立女子短期大学看護学科教授（精神看護学）

〈編著書〉『精神看護臨地実習』『精神看護学臨地実習スタディガイド』『「基本から学ぶ看護過程と看護診断」スタディガイド』（以上、医学書院）『改訂版 看護観察のキーポイントシリーズ 精神科Ⅰ』『改訂版 看護観察のキーポイントシリーズ 精神科Ⅱ』『精神科クリニカルナーススペシャリスト』（以上、中央法規出版）他

〈訳書〉『司法精神看護』（監訳、真興交易医書出版部）他

知《し》っているときっと役《やく》に立《た》つ　看護《かんご》の禁句《きんく》・看護《かんご》の名句《めいく》

2006年 8 月20日　初版発行　　監 修 者　前《まえ》 原《はら》 澄《すみ》 子《こ》
2015年 9 月20日　 8 刷発行　　編 著 者　増《ます》 田《だ》 樹《たつ》 郎《ろう》
星《ほし》 野《の》 政《まさ》 明《あき》
川《かわ》 野《の》 雅《まさ》 資《し》
発 行 者　武 馬 久 仁 裕
印　　刷　㈱チューエツ
製　　本　㈱チューエツ

発 行 所　株式会社 黎《れい》 明《めい》 書《しょ》 房《ぼう》
〒460-0002 名古屋市中区丸の内3-6-27 EBSビル ☎052-962-3045
振替・00880-1-59001 FAX052-951-9065
〒101-0047 東京連絡所・千代田区内神田1-4-9 松苗ビル 4 階
☎03-3268-3470

落丁本・乱丁本はお取替します。　ISBN 978-4-654-01956-4